Devenir sourd(e)

Lucie Briatte • Catherine Rebière

Devenir sourd(e)

concrètement, que faire ?

Tom Pousse

Éditions Tom Pousse
33, boulevard Arago
75013 Paris

Sommaire

À ma petite tribu.

(Lucie)

À tous mes patients qui m'enrichissent chaque jour.

(Catherine)

Introduction

On estime le nombre de personnes présentant une gêne auditive en France à plus de sept millions. Selon l'INSERM, la surdité affecte un quart des personnes âgées de 18 à 75 ans (plus de 65 % pour les 65 ans et plus)[1] et un adulte sur quatre serait concerné par une forme de déficience auditive, toutes causes confondues. Parmi ces causes, figure la **presbyacousie**, c'est-à-dire la **perte de l'audition liée au vieillissement**. Cette perte d'audition étant progressive, la presbyacousie peut rester longtemps inaperçue avec une gêne très limitée. Au fil du temps, elle va évoluer jusqu'à occasionner des répercussions importantes au quotidien. En effet, la perte auditive va non seulement impacter la qualité des échanges de la personne avec son entourage, mais aussi le rapport qu'elle entretient avec son environnement sonore. **Ne plus toujours entendre la sonnerie de la porte, être surpris à l'arrivée d'une voiture dans la rue d'autant plus avec les voitures électriques ou sursauter régulièrement lorsqu'une personne arrive par-derrière peuvent être des signes d'une perte d'audition.** Les minimiser fait courir le risque que, peu à peu, l'environnement soit vécu comme dangereux, que la personne évite les déplacements hors de chez elle et finisse par s'isoler.

La perte d'audition étant physiologique, nous sommes tous potentiellement concernés par la presbyacousie : il s'agit d'un sujet majeur en santé publique. Malgré le travail remarquable de différentes associations qui organisent des campagnes de sensibilisation aux troubles auditifs, beaucoup de choses restent à faire en termes d'information et de prévention. Mener une politique de prévention plus ambitieuse en accordant les moyens nécessaires permettrait un meilleur dépistage des surdités débutantes, avec une surveillance régulière et accrue, voire la mise en place d'un parcours de soins à un stade précoce de la presbyacousie. Devenir sourd(e) est associé à la vieillesse, à la maladie, à la gêne et au handicap : l'appareillage auditif est souvent perçu comme un objet potentiellement stigmatisant. Concrètement, certaines personnes présentant une déficience auditive liée à l'âge pensent pouvoir compenser seules leurs difficultés au point de mettre en œuvre toutes sortes de stratégies pour ne pas avoir à faire évaluer leur audition. D'autres se seront tout de même résolues à consulter un ORL (Oto-Rhino-Laryngologiste),

1. https://www.inserm.fr/dossier/troubles-audition-surdites/

médecin spécialiste de l'audition et de ses troubles, et se verront alors prescrire un appareillage auditif – sans pour autant le porter en permanence. Il faut espérer que cette représentation souvent péjorative de l'appareillage auditif évolue, car les évolutions technologiques sont tellement importantes depuis les dernières décennies que les aides auditives sont de plus en plus discrètes et plus aisées à porter. Reste la question du coût de ces soins qui peut être élevé, bien que de nouvelles réglementations comme le 100 % santé[2] tendent à rendre l'appareillage auditif de plus en plus accessible.

Le présent ouvrage a pour vocation d'informer toute personne présentant une difficulté d'audition liée à l'âge, qu'elle soit suspectée ou confirmée, et plus largement toute personne intéressée par cette problématique : professionnels de santé, accompagnants, décideurs publics... Il s'inscrit de fait dans une logique de prévention pour une meilleure compréhension d'un trouble de l'audition éventuel, afin d'en faciliter le dépistage et le diagnostic. Nous espérons que les conseils d'accompagnement de la personne en difficulté pour entendre fourniront des pistes pour améliorer la vie quotidienne même si, en aucun cas bien sûr, la seule lecture de cet ouvrage ne peut suffire à la mise en évidence d'un trouble auditif ou à son suivi. C'est pourquoi nous ne pouvons que répéter : **en cas de doute sur votre audition, parlez-en à un médecin.** Enfin, nous espérons que cet ouvrage contribuera modestement à démystifier la presbyacousie et à faire connaître les solutions existantes. S'il semble aujourd'hui admis qu'il est normal de porter des lunettes ou des lentilles quand notre vue se dégrade, alors faisons en sorte qu'il en soit de même pour les appareillages auditifs lorsque notre audition baissera ?

Zoom : quelques chiffres

D'après le site de l'INSERM (Institut National de la Santé et de la Recherche Médicale), environ 1,5 milliard de personnes dans le monde sont concernées par une déficience auditive et les projections de l'OMS (Organisation mondiale de la santé) permettent d'avancer que d'ici 2050, ce chiffre s'élèvera à 2,5 milliards.

2. Voir chapitre 4.1 : Les deux catégories d'aides auditives pages 75 et 76.

Préambule

Cet ouvrage se veut accessible à toute personne intéressée par la presbyacousie. À cet effet, nous avons cherché à expliquer quelques notions médicales importantes pour comprendre le fonctionnement du système auditif et ses affections et employer la terminologie adéquate.

Audition ou ouïe ?

Ces deux termes sont en réalité assez proches. L'ouïe est un sens, comme le sont également la vue, l'odorat, le toucher et le goût. L'audition désigne la fonction sensorielle : c'est un terme médical qui traduit la capacité d'entendre et d'interpréter des sons pour leur donner un sens. Il est d'usage de parler de « perte de l'audition » plutôt que de « perte de l'ouïe ».

Sourd, malentendant, devenu sourd ?

Ces différents termes se rapportent à la perte d'audition, mais ils comportent cependant quelques différences entre eux et leur emploi dépend du contexte dans lequel ils sont employés.

Le terme « **sourd** » est utilisé couramment pour désigner une personne porteuse de surdité profonde ou totale, le plus souvent congénitale ou bien acquise dans les toutes premières années de vie.

Le terme de « **malentendant** » s'applique plutôt à une personne dont les capacités auditives ont diminué, mais restent préservées dans une moindre mesure. La perte est généralement d'origine acquise.

Le terme de « **devenu sourd** » est préférentiellement associé à toute personne qui a entendu correctement pendant une période de sa vie, avant de perdre l'intégralité de ses capacités auditives, de façon soudaine ou progressive.

D'une façon générale, nous nous attacherons à utiliser la formulation de « personnes présentant une surdité » plutôt que de parler de « sourds » ou de « malentendants », afin de ne pas réduire la personne à cette caractéristique.

LE SAVIEZ-VOUS ?

- L'expression de « déficience auditive » est plutôt utilisée dans un contexte médical.
- Le terme « **prothèses auditives** » ou « **audioprothèses** » est habituellement utilisé dans le milieu du soin, bien qu'impropre puisqu'une prothèse renvoie à l'idée qu'un organe défectueux serait susceptible d'être remplacé par un appareil, ce qui ne correspond pas au fonctionnement des prothèses auditives. Le terme « **aides auditives** » peut être employé pour désigner ce type de matériel.

1
L'audition et ses troubles

• 1.1 : L'AUDITION : QU'EST-CE QUE C'EST ? À QUOI SERT-ELLE ?

L'audition est une fonction sensorielle grâce à laquelle les êtres vivants interagissent et appréhendent leur environnement. Chez les humains, l'audition joue un rôle déterminant dans le **développement du langage oral** qui commence beaucoup plus tôt que ce que l'on pense généralement : dès le troisième trimestre de grossesse, le fœtus est en mesure de percevoir certains bruits, qu'il s'agisse de bruits internes comme les bruits du cœur de sa mère, ou de bruits externes comme la voix de sa mère ou encore de la musique.

Détecter, discriminer, identifier les sons pour arriver à l'étape ultime de la compréhension, voilà le rôle de notre système auditif.

L'audition contribue également à la **représentation du monde qui nous entoure**, dans toute sa diversité, car elle nous permet de capter les bruits : par exemple, des couverts posés sur une table, des chaises déplacées, l'eau qui coule, le souffle du vent, le pépiement des oiseaux, la pluie, les moteurs de véhicules, les sonneries des téléphones portables…

Enfin, l'audition joue le rôle de **fonction d'alerte** : une voiture qui approche, en complément ou non de la perception d'autres informations sensorielles (visuelles par exemple).

LE SAVIEZ-VOUS ?

Si notre environnement est riche d'informations sensorielles, dont les informations auditives, pour autant, un excès de sensations auditives désagréables, désignées couramment par le terme de « bruit », a conduit à développer le concept de « pollution sonore ». En effet, trop de bruits peuvent non seulement endommager l'audition, mais aussi perturber le sommeil ou diminuer le bien-être physique et psychologique. Le bruit des transports est ainsi devenu une source importante de pollution sonore, qu'il s'agisse des bruits à proximité d'un aéroport, d'une gare ou du trafic routier par exemple. C'est un concept relativement récent qui est venu ajouter une nuance de taille à celui de « nuisances sonores », en insistant sur les effets néfastes que l'exposition à des bruits très forts et/ou répétitifs produit sur la santé.

EN BREF

- Avant même la naissance et tout au long de la vie, l'audition est un sens qui se développe, évolue, se modifie, s'enrichit, s'adapte, parallèlement à la vue et aux autres fonctions sensorielles.
- L'audition contribue à construire la représentation du monde environnant et les échanges avec les personnes qui nous entourent. Bien entendre peut aussi permettre d'être alerté(e) à l'approche d'un danger.

Quelques notions d'acoustique :

Un son est une sensation auditive engendrée par une onde acoustique[3]. Les quatre principales caractéristiques d'un son sont la durée, la hauteur, le timbre et l'intensité.

La **durée** du son permet de qualifier si un son est **court** ou **long** : il s'agit d'une caractéristique temporelle.

La **hauteur** désigne le fait qu'un son soit plus ou moins **grave** ou **aigu**, elle est associée à la fréquence et se mesure en hertz (Hz). Plus un son est grave, plus sa fréquence est basse, plus il est aigu, plus sa fréquence est élevée. L'oreille humaine perçoit des sons compris entre 20 et 20000 Hz.

L'**intensité** définit un son **fort** ou **faible** et se mesure en **décibels** (dB). L'oreille humaine perçoit les sons de 0 à 130 dB.

Enfin, le **timbre** précise si la sensation d'un son est plus ou moins **riche** ou **pauvre**. Il permet de distinguer deux sons de la même hauteur et de la même intensité.

Il existe différents types de sons : **le bruit, la musique et la parole**. Les sons de la parole sont appelés des phonèmes et chaque phonème correspond à un spectre de fréquences. Si vous ne percevez pas bien la différence entre /f/, /s/ et /ch/, c'est que vous commencez à moins bien entendre les sons aigus, premier signe de la presbyacousie.

3. Source dictionnaire Larousse.

Zoom sur notre voix

La voix est la faculté d'émettre des sons produits par les vibrations de nos cordes vocales. Notre voix comporte essentiellement du son porté par les voyelles, mais aussi des bruits portés par les consonnes.

Voici quelques repères :

La notion d'*intensité* permet de situer le niveau sonore de la voix :

- L'intensité d'une **voix chuchotée** est de 30 dB environ.
- Celle d'une **voix normale** est comprise entre 55 et 65 dB.
- Celle d'une **voix criée** se situe entre 80 et 90 dB.

La notion de *fréquence* permet de situer la hauteur d'une voix :

- La fréquence moyenne d'une **voix d'homme** est comprise entre 100 et 150 Hz.
- La fréquence moyenne d'une **voix de femme** est comprise entre 200 et 300 Hz.

• 1.2 : LE FONCTIONNEMENT DE L'OREILLE

Les différentes parties de l'oreille :

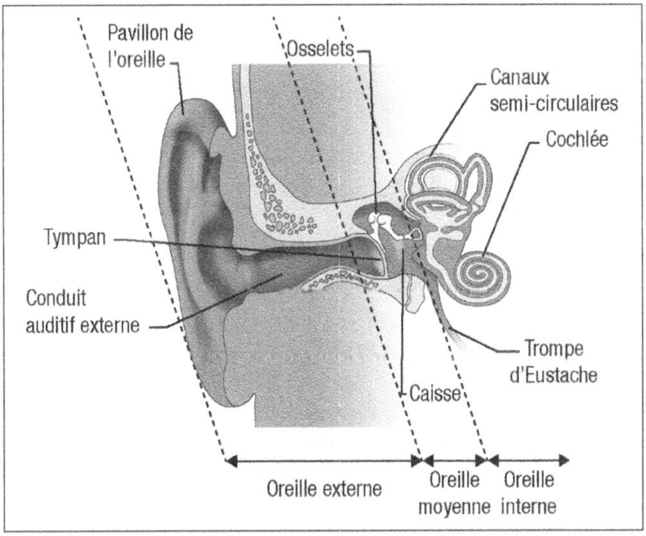

Figure 1 : Anatomie du système auditif périphérique[4]

4. Adapté de Vibert et al., 2011, Neurophysiologie, p.64 – schéma issu de l'ouvrage *Surdités de l'enfant et de l'adulte* de Stéphanie Borel et Jacqueline Leybaert (De Boeck supérieur, 2020).

Tous les sons que nous entendons débutent sous la forme d'une onde sonore, c'est-à-dire une vibration. Nos oreilles transforment ces vibrations en signaux que notre cerveau peut reconnaître. Chaque partie de l'oreille joue un rôle important dans le processus auditif. Les ondes sonores pénètrent dans l'oreille externe et atteignent l'oreille moyenne, où elles font vibrer *le tympan*. Le tympan fait à son tour vibrer *les osselets*; les vibrations se propagent ainsi jusqu'à l'oreille interne. Lorsqu'elles atteignent *la cochlée*, elles mettent en mouvement des cellules spécialisées appelées «cellules ciliées». Celles-ci transforment le message vibratoire en influx nerveux. Ce dernier est transmis au cerveau par le nerf auditif, où il va être décodé et interprété sous forme de sons.

L'oreille externe est constituée du pavillon et du conduit auditif. Le rôle du *pavillon* est de capter et d'amplifier le son grâce au pavillon, puis d'acheminer les vibrations vers l'oreille moyenne via le conduit auditif. Il joue également un rôle dans la localisation et la spatialisation des sons. De structure cartilagineuse, le pavillon capte et concentre les ondes sonores pour les envoyer, sans perdition, au tympan, en atténuant la différence de pression entre l'intérieur de l'oreille et l'extérieur. Il sert d'antenne acoustique et de résonateur. Ses différentes cavités permettent de filtrer les sons et d'aider à les localiser dans l'espace, assurant ainsi l'équilibre binaural (c'est-à-dire entre les deux oreilles).

Le *conduit auditif externe* (ou méat acoustique externe) est un canal ostéo-cartilagineux qui a pour fonction de transmettre les ondes sonores captées par le pavillon vers la membrane tympanique. D'une longueur de 25 mm en moyenne, il est composé d'une partie fibro-cartilagineuse (tiers externe, continuité du pavillon) et d'une partie osseuse (deux tiers internes).

L'oreille moyenne est composée de la caisse du tympan et de trois os de petite taille appelés les osselets (marteau, enclume et étrier). Ces noms leur ont été attribués à cause de la ressemblance avec ces trois objets. Ce sont eux qui, en vibrant, vont propager la vibration des tympans jusqu'à l'oreille interne. Ils ont aussi un rôle de modulateurs en amplifiant les sons et un rôle de protection. En effet, en cas d'agression sonore (son supérieur à 85 dB), les petits muscles fixés sur le marteau et l'étrier peuvent freiner le mouvement des osselets et atténuer l'onde sonore pour éviter une lésion de l'oreille interne.

L'oreille interne occupe un rôle central dans l'audition, mais aussi dans l'équilibre. Elle est constituée de la *cochlée* et du *système vestibulaire* (canaux circulaires et vestibule) qui assure cette dernière fonction.

Zoom sur la cochlée

- La cochlée est un tube conique enroulé sur lui-même. Elle comprend l'organe de Corti, composé d'environ 16 000 cellules sensorielles (les cellules ciliées externes et les cellules ciliées internes). Lorsque l'onde sonore parvient dans l'oreille interne, les liquides présents dans la cochlée vont se mouvoir et faire osciller des cils présents sur les cellules ciliées dont le rôle est de transformer l'énergie vibratoire en impulsions électriques.
- Les cellules ciliées de la cochlée sont organisées de manière tonotopique, ce qui signifie qu'elles sont disposées selon un gradient de sensibilité aux fréquences. Les cellules situées à la base de la cochlée sont sensibles aux hautes fréquences, tandis que celles situées à l'apex (c'est-à-dire le sommet) répondent aux basses fréquences.
- En vieillissant, la cochlée perd peu à peu ses fonctions : le son perçu subit des distorsions et la compréhension devient difficile.

Zoom sur notre système auditif : pourquoi est-il si fragile ?

- Les cellules ciliées sont nombreuses à la naissance (plus de 15 000), mais une fois détruites, elles ne peuvent pas se régénérer. Cette information est importante à connaître, car ces cellules peuvent être endommagées par le *vieillissement*, mais aussi par un *traumatisme sonore* (exposition trop forte à un bruit) ou *certains médicaments*.
- Avec le temps et l'âge, les cellules ciliées disparaissent naturellement : en vieillissant, la cochlée perd peu à peu ses fonctions de codage et d'analyse, le son perçu subit des distorsions et la compréhension devient plus difficile. On parle alors de presbyacousie, *perte d'audition liée à l'âge* (au même titre que la presbytie pour la vue).
- Par ailleurs, en dessous d'une exposition sonore à un niveau de 80 dB, il n'y a pas de risque pour l'audition ; au-dessus, il faut surveiller son temps d'exposition pour ne pas subir de *traumatisme sonore* et perdre définitivement des cellules cochléaires.
- Enfin, la *prise de certains médicaments* peut entraîner une perte auditive réversible ou irréversible : on les qualifie de médicaments ototoxiques.

Le système vestibulaire : c'est un organe sensoriel, capteur de mouvement. Il est composé du vestibule et de trois canaux semi-circulaires. Si les oreilles nous servent évidemment à entendre, cela n'est pas leur seul rôle : elles contribuent au maintien de l'équilibre. En effet, la partie dite « vestibulaire » de l'oreille interne donne des renseignements sur l'ensemble des mouvements de la tête en temps réel, ce qui est essentiel pour appréhender la position de son corps dans l'espace. Le dysfonctionnement du vestibule et des canaux semi-circulaires peut provoquer des vertiges, des instabilités et des pertes de l'équilibre.

Le système auditif central : il s'étend des premiers neurones du nerf auditif jusqu'au cortex. Il comprend le nerf auditif, les structures sous-corticales auditives et le cortex auditif.

Le nerf auditif se divise en deux branches : le nerf cochléaire et le nerf vestibulaire. Le nerf cochléaire recueille dans l'oreille interne les informations auditives. Il a pour fonction de transmettre au cerveau le son sous forme d'influx nerveux et de l'envoyer au cortex temporal. Celui-ci décode ensuite l'influx nerveux pour que la personne le perçoive comme un son.

Quant au nerf vestibulaire, il reçoit et transmet les informations concernant le maintien de l'équilibre.

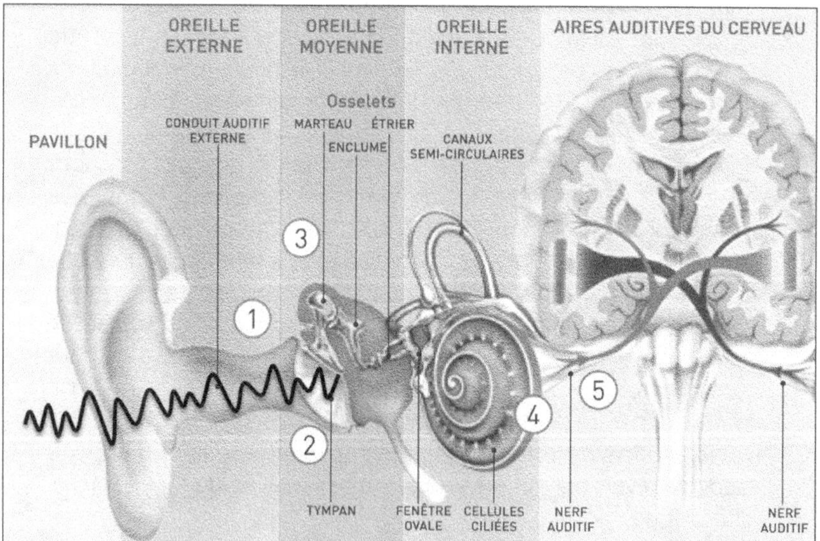

Figure 2 : Le système auditif

© Vivason

EN BREF

L'audition est une fonction sensorielle assurée par l'oreille qui se divise en trois parties : l'oreille externe, l'oreille moyenne et l'oreille interne.

- L'oreille externe achemine l'onde sonore à l'oreille moyenne où elle passe d'un milieu aérien à un milieu liquide, pour être à la fin transformée en signal électrique au sein de l'oreille interne.
- La cochlée abrite des cellules ciliées qui peuvent être endommagées de manière irréversible par le vieillissement ou le bruit.
- Les informations auditives sont ensuite acheminées au cerveau, via le nerf auditif.

• 1.3 : LES DIFFÉRENTES CARACTÉRISTIQUES D'UNE SURDITÉ

La surdité peut être définie selon plusieurs caractéristiques : le degré d'atteinte, le type d'atteinte, les causes, le mode d'installation… À noter que cette présentation des surdités n'est pas exhaustive.

1.3.1 Les surdités légères, moyennes, sévères et profondes

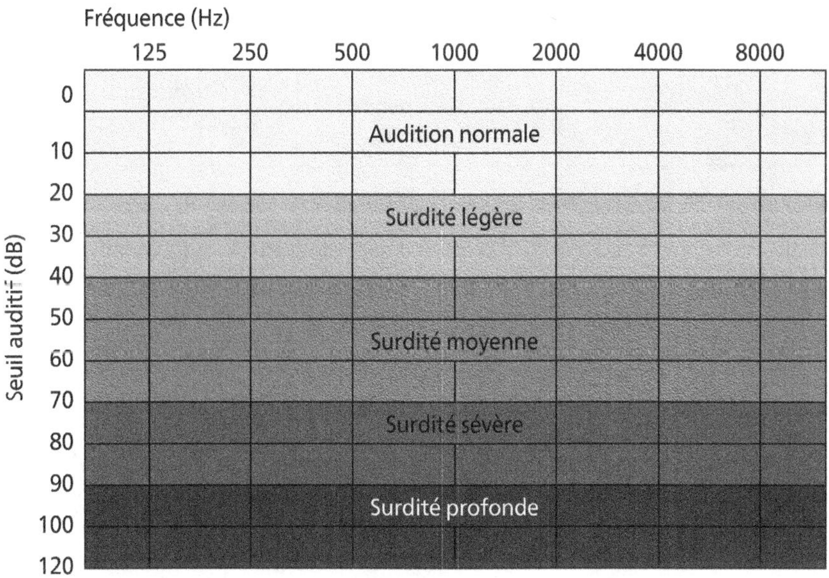

Figure 3 : Représentation des différents degrés de surdité en fonction de la perte auditive (mesurée en dB)

Degré de déficience auditive (DA)	**Perte auditive moyenne (PAM)**	**Conséquences sur la communication**
Audition normale ou subnormale	La perte tonale moyenne ne dépasse pas 20 dB.	Il s'agit éventuellement d'une atteinte tonale légère sans incidence sociale.
DA légère	PAM entre 21 dB et 40 dB	La parole est perçue à voix normale, elle est difficilement perçue à voix basse ou lointaine. La plupart des bruits familiaux sont perçus.
DA moyenne	Premier degré : 41 – 55 dB Deuxième degré : 56 – 70 dB	La parole est perçue si l'on élève la voix. Le sujet comprend mieux en regardant parler. Quelques bruits familiers sont encore perçus.
DA sévère	Premier degré : 71 – 80 dB Deuxième degré : 81 – 90 dB	La parole est perçue à voix forte près de l'oreille. Les bruits forts sont perçus.
DA profonde	Premier degré : 91 – 100 dB Deuxième degré : 101 – 110 dB Troisième degré : 111 – 119 dB	Aucune perception de la parole. Seuls les bruits très puissants sont perçus.
Déficience auditive totale-COPHOSE	PAM de 120 dB	Rien n'est perçu.

Figure 4 : Classification audiométrique du BIAP des déficiences auditives (recommandation BIAP 02/1 ; www.BIAP.org)[5]

5. Tableau issu de l'ouvrage *Surdités de l'enfant et de l'adulte* de Stéphanie Borel et Jacqueline Leybaert (De Boeck Supérieur, 2020).

À ma petite tribu.

(Lucie)

À tous mes patients qui m'enrichissent chaque jour.

(Catherine)

Le Bureau International d'Audiophonologie (BIAP) a établi une classification des degrés de perte auditive en fonction de leur importance (mesurée en décibels : dB) : c'est le terme de « perte tonale » qui est employé, en référence aux fréquences perdues de façon sélective (certaines fréquences sont perdues, d'autres non). La classification du BIAP intègre aussi les conséquences qu'elle entraîne pour la personne dans sa vie quotidienne :

- **Audition normale ou subnormale** : la perte tonale moyenne ne dépasse pas 20 dB. Il s'agit éventuellement d'une atteinte tonale légère sans incidence sociale.
- **Déficience auditive légère** : la perte tonale moyenne est comprise entre 21 dB et 40 dB. La parole est perçue à voix normale, elle est difficilement perçue à voix basse ou lointaine. La plupart des bruits familiaux sont perçus.
- **Déficience auditive moyenne** (de premier ou deuxième degré) : la perte tonale moyenne est comprise entre 41 dB et 70 dB. La parole n'est bien perçue que si l'interlocuteur élève la voix. Quelques bruits familiers sont encore perçus.
- **Déficience auditive sévère** (de premier ou deuxième degré) : la perte tonale moyenne est comprise entre 71 dB et 90 dB. La parole est perçue à voix forte près de l'oreille. Les bruits forts sont perçus.
- **Déficience auditive profonde** (de premier, deuxième ou troisième degré) : si la perte tonale moyenne est comprise entre 91 et 119 dB. Aucune perception de la parole n'est alors possible. Seuls les bruits très puissants sont perçus.
- Déficience auditive totale appelée aussi **cophose** : la perte moyenne est de 120 dB. Aucun son n'est perçu.

Attention : la perte auditive se mesure en *décibels* de perte, ce qui n'a rien à voir avec un pourcentage de réussite aux tests auditifs. Autrement dit, indiquer que l'on a 50 dB de perte auditive ne signifie pas que la personne comprend à 50 %.

LE SAVIEZ-VOUS ?

Pour calculer le degré de surdité, on applique la règle de calcul suivante : le niveau moyen de perte en décibels (dB) est multiplié par 7 pour la meilleure oreille et par 3 pour la plus mauvaise oreille. La somme des pertes pour les 2 oreilles est divisée par 10.
Par exemple, Marc présente une surdité bilatérale, avec une perte auditive de l'oreille gauche estimée à 20 dB et une perte auditive sur l'oreille droite évaluée à 60 dB. Pour calculer le degré de surdité, on réalise donc le calcul suivant : [(20 x 3) + (60 x 7)]/10 = 48 dB, ce qui correspond à une surdité moyenne (premier degré).

1.3.2 Les surdités sur les sons graves ou sur les sons aigus

La surdité peut affecter préférentiellement certaines cellules ciliées : en fonction de la localisation dans la cochlée, certaines fréquences sont touchées. S'il s'agit de fréquences basses, ce sont les **sons graves** qui sont atteints. À l'inverse, s'il s'agit des fréquences élevées, la personne risque de ne plus entendre les **sons aigus**. Les personnes presbyacousiques vont par exemple perdre les sons aigus en premier, alors que les personnes présentant une maladie de Ménière[6] perdent en général plutôt les sons graves.

1.3.3 Les surdités de transmission, les surdités de perception, les surdités mixtes, les surdités centrales

C'est la localisation de l'atteinte qui permet de déterminer le type de surdité : une **surdité de transmission**, une **surdité de perception** ou une **surdité mixte**. Il existe également des surdités dites « centrales ».

Les surdités de transmission :

Il s'agit d'une surdité liée à une mauvaise, voire à une impossibilité de conduction des vibrations de l'air par l'oreille externe et/ou par l'oreille moyenne. Cette atteinte est peut-être plus ou moins transitoire, en fonction de ce qui l'a provoquée. Une surdité de transmission peut être par exemple liée à :

- Un **blocage temporaire du conduit auditif externe** par un bouchon de cérumen ou un corps étranger faisant obstruction. L'atteinte est dans

6. Voir page 23.

ce cas « mécanique » et la gêne auditive disparaît une fois le bouchon de cérumen ou le corps étranger retiré.

- Une **malformation** au niveau de l'oreille externe ou de l'oreille moyenne : par exemple une absence de conduit auditif externe ou une malformation des osselets.
- Un **traumatisme** : perforation du tympan (par un coton-tige par exemple), choc sur la région de l'oreille, fracture…
- La **présence de liquide derrière le tympan** liée à une infection (otite aiguë), à une inflammation persistante (otite séreuse), un saignement…
- L'**otospongiose** : dans cette maladie génétique touchant surtout les femmes, la fragilité osseuse et le blocage progressif de l'étrier (le dernier osselet avant l'oreille interne) vont altérer la transmission du son vers l'oreille interne et finir aussi par dégrader celle-ci dans le temps.
- D'**autres maladies** chroniques de l'oreille moyenne comme les otites.
- Les **tumeurs** de l'oreille externe ou moyenne (bénignes ou non).

Les surdités de perception (ou neurosensorielles) :

Elles sont liées à une atteinte de l'oreille interne, au niveau de la cochlée ou du nerf auditif. Les causes de cette atteinte sont multiples et sont soit congénitales (présentes à la naissance), soit acquises (qui apparaissent après la naissance). On peut citer entre autres :

- La **presbyacousie** : c'est la cause la plus fréquente de surdité de perception. Ce type de surdité est lié à au vieillissement normal du système auditif, qui peut débuter à l'âge de 50 ans, mais son délai d'apparition est très variable. La presbyacousie touche environ une personne sur trois après 65 ans et une personne sur deux après 70 ans (chiffres de 2020). Il peut exister des formes précoces de presbyacousie, généralement en lien avec des facteurs génétiques. Nous allons l'étudier en détail dans cet ouvrage[7].
- Les **infections**, comme certaines formes d'otites, méningites, infections virales.
- La **maladie de Ménière** : cette maladie combine une surdité de perception touchant en général les sons graves, des vertiges et des acouphènes qui apparaissent de façon fluctuante. Elle touche principalement les personnes entre 40 et 60 ans, plus fréquemment les femmes (3 femmes pour 1 homme). Elle se manifeste par des crises dont la survenue se fait de façon brutale et dont la fréquence peut être très variable, sans que les causes de cette maladie ne soient véritablement déterminées à ce jour.

7. Voir chapitre 1.4 : La presbyacousie page 27.

- Un **traumatisme sonore** : il peut apparaître suite à une explosion, un concert au volume sonore excessif, à l'exposition répétée à des sons de forte intensité dans le cadre du travail ou d'écoute de la musique, notamment au casque.
- Un **traumatisme barométrique** : c'est un traumatisme lié à la pression survenant chez une personne victime d'un accident pendant une plongée sous-marine par exemple.
- Un **traumatisme en lien avec un choc**, dans le cadre d'un traumatisme crânien suite à un accident de la route, une chute…
- La **prise de traitements médicamenteux ototoxiques** : certains médicaments peuvent être toxiques pour l'audition. C'est le cas de certains anti-inflammatoires (comme l'aspirine), de médicaments utilisés en cancérologie dans le cadre de chimiothérapies, de diurétiques ou encore d'antibiotiques.
- Une **tumeur**, comme le neurinome de l'acoustique par exemple, qui est une tumeur bénigne se situant sur le trajet du nerf vestibulaire et acoustique, qui relie l'oreille interne aux structures du cerveau.
- Les **surdités génétiques**, c'est-à-dire des surdités liées à des gènes transmis de parents à enfants.

LE SAVIEZ-VOUS ?

L'exposition aux nuisances sonores peut être reconnue dans certains cas comme maladie professionnelle. Si le dépassement du seuil de 80 dB fait partie des paramètres pris en compte, c'est également le cas de la durée d'exposition et de la mise à disposition ou non d'une protection auditive.

Les surdités mixtes :

Les **surdités mixtes** sont des pertes auditives alliant les caractéristiques des surdités de transmission et celles des surdités de perception, c'est-à-dire qu'elles touchent à la fois la perception du son (atteinte de l'oreille interne) et la transmission du son (atteinte de l'oreille externe et/ou moyenne). Il en est ainsi dans certaines surdités de transmission qui évoluent en surdité de perception ou lorsque deux maladies sont présentes de façon concomitante.

Les surdités centrales :

On parle de **surdité centrale** si la personne rencontre des difficultés de traitement de l'information sonore entendue. Une personne qui présente un trouble d'audition centrale entend le message verbal qui lui est destiné, mais peine à en interpréter le sens. Il s'agit d'une difficulté liée au passage et au traitement du son dans les voies auditives : c'est un dysfonctionnement dans le système auditif central.

Zoom sur le trouble du traitement auditif (TTA)

Le trouble du traitement auditif, appelé auparavant trouble du traitement auditif central, est un trouble de l'analyse des sons qui peut avoir une origine neurodéveloppementale, mais également acquise (liée au vieillissement ou à un événement traumatique par exemple) ou secondaire à un autre trouble, comme une déficience auditive périphérique (transitoire ou permanente).

Les personnes atteintes d'un trouble du traitement auditif entendent bien les sons (absence de surdité), mais l'analyse de ceux-ci ne se fait pas correctement. Le TTA est dû à un dysfonctionnement du système nerveux auditif central. Il altère la capacité de la voie auditive à traiter correctement les informations sonores, alors que l'audition périphérique est normale. Ce trouble entraîne des difficultés à traiter, décoder, organiser, analyser et mémoriser l'information entendue. Il affecte les capacités d'écoute dans le bruit, de localisation du son, de discrimination auditive des sons proches, de perception de la durée du son, de reconnaissance de l'intonation et de compréhension de deux messages sonores reçus en même temps.

Le TTA affecterait 2 à 3 % de la population. Il est plutôt décrit chez l'enfant, mais peut être présent chez l'adulte.

Dans le cadre d'une évaluation d'un trouble du traitement auditif seront évaluées la localisation du son, la discrimination auditive, la reconnaissance de formes auditives, la résolution temporelle auditive et la compétence auditive avec des signaux acoustiques concurrents ou dégradés.

LE SAVIEZ-VOUS ?

Quand une surdité apparaît sans cause connue, on la qualifie de **surdité idiopathique**.

1.3.4 Les surdités unilatérales ou bilatérales

Si la perte auditive affecte une seule oreille, on parle de **surdité unilatérale** en précisant laquelle des deux oreilles est atteinte. Les personnes atteintes de surdité unilatérale présentent souvent des difficultés à localiser les sons et à comprendre la parole dans les environnements bruyants.

Si la perte auditive concerne les deux oreilles, on parle de **surdité bilatérale**.

1.3.5 Les surdités symétriques ou asymétriques

La perte auditive est qualifiée de « **symétrique** » si elle est sensiblement identique sur les deux oreilles, ou de « **asymétrique** » si elle est inégale entre les deux oreilles. On précisera alors laquelle des deux oreilles est la plus préservée et, *de facto*, celle qui est la plus atteinte.

1.3.6 Les surdités progressives ou soudaines

Une surdité peut s'être installée de façon **progressive** (avec une grande variabilité dans la rapidité d'évolution) ou survenir de façon **soudaine** (suite à un choc par exemple).

LE SAVIEZ-VOUS ?

D'autres signes de gêne auditive autre que la surdité peuvent être remarqués, comme les **acouphènes** : ce sont des bruits (sifflements, bourdonnements, grésillements, etc.) que l'on entend dans une oreille (ou les deux) ou dans sa tête sans qu'ils n'aient été émis par une source sonore.

EN BREF

Pour caractériser une surdité, il faut connaître :

- Le **degré de surdité** (surdité légère à profonde).
- Le **type de surdité** pour déterminer s'il s'agit d'une surdité de transmission, de perception ou d'une surdité mixte, d'une surdité liée à un dysfonctionnement du nerf auditif ou d'origine centrale.
- Le **caractère uni- ou bilatéral** de la surdité ; dans ce dernier cas, la surdité est-elle **symétrique** ?
- Le **caractère brutal ou progressif** de la surdité.

• 1.4 : LA PRESBYACOUSIE

Quelques chiffres pour commencer :

- En France, la presbyacousie concerne 5 à 6 millions de personnes.
- Plus de 65 % des plus de 65 ans sont touchés par la presbyacousie (source : INSERM).
- Les hommes semblent davantage touchés que les femmes, pour des raisons physiologiques (on s'interroge sur le rôle de protection possible des hormones féminines) et des facteurs environnementaux (exposition plus fréquente à des bruits de forte intensité au travail ou dans les loisirs).

1.4.1 La presbyacousie : qu'est-ce que c'est ?

La surdité peut apparaître dans le cadre du vieillissement normal : c'est le cas de la presbyacousie qui est une **dégénérescence neurosensorielle** progressive qui commence vers l'âge de 50 ans, mais aussi dans d'autres contextes de maladies (maladie chronique, otosclérose, dégénérescence neurosensorielle soudaine).

Le terme « presbyacousie » est un terme issu du mot grec *presbys* qui signifie « vieux, âgé, ancien » et d'*akousis* qui signifie « ouïe ». C'est la perte auditive liée à l'âge, perte qui débute autour de 50 ans et qui s'accentue au-delà de 60 ans : on estime cette perte à 0,5 dB en moyenne à partir de l'âge de 65 ans et à 1 dB à partir de l'âge de 75 ans (voire plus en fonction des sources). L'évolution des presbyacousies est très variable d'une personne à l'autre.

En fonction du type de presbyacousie, différents sons ou types de sons sont affectés et la gêne décrite peut-être différente selon l'atteinte. Par exemple, une personne présentant une presbyacousie sensorielle va d'abord perdre les fréquences aiguës, puis ce sont toutes les fréquences qui vont être touchées.

Certains facteurs sont susceptibles d'aggraver cette perte physiologique : des facteurs *internes* (prédisposition génétique) ou *externes* (surexposition à des bruits prolongés ou trop forts), prise de médicaments ototoxiques (toxiques pour les oreilles) ou certaines maladies comme des otites à répétition et l'hypertension. C'est en cela que l'on peut considérer que l'origine de la presbyacousie est **multifactorielle**.

1.4.2 La presbyacousie : quelles conséquences dans la vie quotidienne ?

Comme on l'a vu précédemment, la presbyacousie est une **surdité de perception progressive** et **irréversible**, **bilatérale** et **symétrique**. Elle apparaît de façon souvent **insidieuse** : les premiers signes peuvent passer longtemps inaperçus, car spontanément bien compensés par la personne (de façon consciente ou non). Quand on la repère, la presbyacousie est souvent présente depuis plusieurs mois voire plusieurs années ; la personne concernée minimise fréquemment la gêne en invoquant la fatigue ou le stress, alors que son entourage attire son attention sur cette baisse d'audition. Une personne qui ferait répéter davantage ses interlocuteurs dans des environnements bruyants, à l'occasion d'un repas de famille ou d'un déjeuner au restaurant, ou qui aurait tendance à augmenter le volume de la télévision ou de la radio peut être suspectée de présenter une presbyacousie.

Les voix aiguës, rapides ou faibles (comme certaines voix enfantines ou féminines) posent souvent davantage de problèmes à la personne presbyacousique, car la perte touche en premier les sons aigus. C'est d'ailleurs pour cette raison que les sons qui tendent à devenir plus difficiles à percevoir sont les sons consonantiques constrictifs (ou fricatifs) « s », « z », « ch », « j », « f » ou « v ». Au fur et à mesure de l'évolution de la perte auditive, les sons graves vont également être touchés. Sans aide technique, la gêne risque d'augmenter tout au cours de l'évolution de la maladie.

En effet, au fur et à mesure que progresse la perte auditive, la gêne devient plus difficile à masquer : la personne présentant une presbyacousie va avoir de plus en plus de mal à comprendre lorsqu'on lui parle, au point de fuir les conversations en milieu bruyant pour éviter de faire répéter ou par peur de signes de gêne auditive qui s'ajoutent à la perte auditive, comme des **acouphènes** (bruits, sifflements ou bourdonnements parasites que seule la personne atteinte perçoit) et/ou une **hyperacousie** (incapacité à tolérer certains sons). Des comportements d'évitement de certaines situations sont régulièrement rapportés, comme la réticence à utiliser un téléphone ou à aller au cinéma et au théâtre, de peur de ne pas comprendre ce qui est dit. La faculté de localisation des sources sonores (appelée stéréophonie) étant également atteinte, l'audition peut perdre sa fonction d'alerte, ce qui met parfois en danger la personne présentant une presbyacousie.

À terme, la personne peut éprouver une certaine « lassitude » dans les échanges, se déprécier fortement et s'isoler même au sein de sa propre famille ou parmi ses amis, pour fuir les échecs de communication. C'est en cela que la survenue de troubles auditifs favorise la dépression. Par ailleurs, la surdité augmente le risque d'apparition de **troubles cognitifs**. À force de comprendre les conversations « de travers », la personne devenant sourde finit par se mettre en retrait, par communiquer le moins possible et de fait par moins stimuler l'ensemble de ses capacités cognitives : le langage, la mémoire, l'attention... Cercle vicieux qui, sans aide extérieure, risque d'entraîner des conséquences de plus en plus graves et difficilement réversibles.

Témoignage de Christelle, 74 ans :

« J'ai pris conscience que je devenais sourde en devenant grand-mère : je me suis rendu compte que je n'entendais pas distinctement la voix de mes petites-filles. Au début, je me suis dit que c'était parce qu'elles étaient petites, mais plus grandes, la conversation restait difficile, même à un mètre de moi : j'avais l'impression de les entendre sans les comprendre. Je devais "forcer" pour faire la différence entre les sons proches, comme les "p" et les "b" et même en me concentrant, je n'arrivais pas toujours à le faire. Cela me fatiguait beaucoup et mes petites-filles en ont eu assez que je leur fasse toujours répéter. J'ai fini par en parler à mon médecin traitant; celui-ci m'a adressée à un ORL qui a confirmé ma baisse d'audition ».

Témoignage de Daniel, 67 ans :

« C'est mon fils qui a insisté pour que je me rende chez le médecin afin que je lui parle de mes difficultés d'audition. Ayant travaillé dans la métallurgie pendant plus de trente-cinq ans, je me rendais bien compte que je n'entendais pas aussi bien que les personnes de mon entourage. Régulièrement, j'avais des bourdonnements, dans les moments où j'étais fatigué ou contrarié... ce qui me rajoutait de la fatigue ou de la contrariété ! Avec l'âge, ces difficultés sont devenues de plus en plus gênantes, au point que je n'allais plus au café avec mes amis, par peur de ne plus arriver à suivre les conversations ».

Témoignage d'Estelle, 40 ans :

« J'ai commencé à être gênée par la baisse de mon audition aux alentours de mes 35 ans, mais je me disais que j'étais trop jeune pour devenir sourde. C'est mon compagnon qui m'a fait remarquer que j'augmentais systématiquement le son de la télévision, ce qui le gênait. J'ai fini par effectuer des tests

auditifs qui ont confirmé un vieillissement précoce de mon audition, sûrement en lien avec des traumatismes sonores anciens. J'allais, plus jeune, à de nombreux concerts, sans prendre de précautions particulières, et j'écoutais de la musique intensément au casque. Il est possible, et même probable, que cela ait joué sur mes soucis d'audition actuels, même s'il est difficile d'en avoir la certitude».

Interprétation d'un audiogramme d'une personne présentant une presbyacousie :

Voici quelques indications simples pour interpréter la lecture de cet audiogramme. Bien sûr, ces indications ne remplacent aucunement l'avis d'un professionnel.

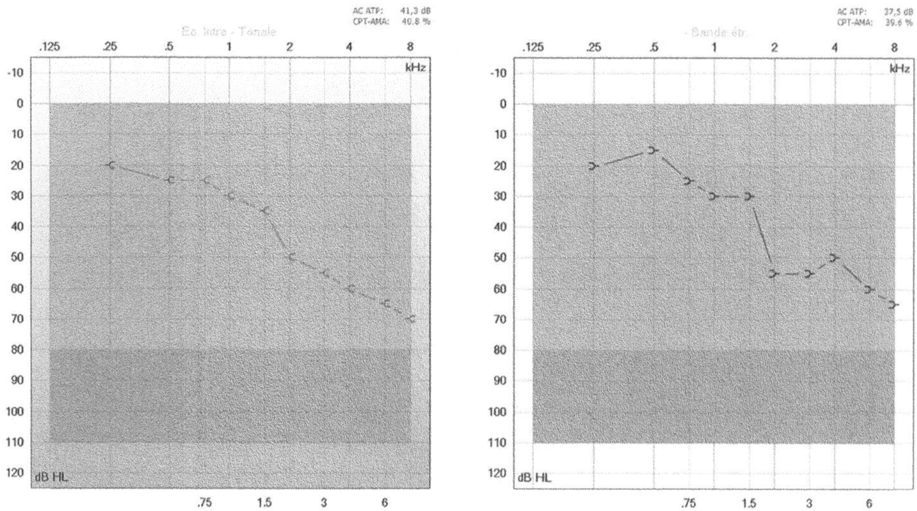

Figure 5 : Audiogramme d'une personne présentant une presbyacousie
© Catherine Rebière

Dans le cas d'une perte auditive liée à l'âge, ou presbyacousie, l'audiogramme (tel que celui présenté ici en exemple) indique une perte auditive qui débute dans les fréquences aiguës. Progressivement, la perte auditive va également toucher les fréquences graves.

EN BREF

- La presbyacousie est la **perte auditive liée à l'âge**, perte qui débute autour de 50 ans et qui s'accentue au-delà de 60 ans.
- Elle fait partie du **vieillissement normal**, mais elle peut s'ajouter à d'autres causes de perte auditive, comme une surdité acquise suite à un traumatisme sonore par exemple.
- C'est une **surdité de perception qui est acquise, insidieuse et progressive, bilatérale et symétrique**, et qui peut s'accompagner d'autres signes de gêne auditive, à l'instar des acouphènes et de l'hyperacousie.
- Elle peut provoquer de l'**isolement** et augmente le risque de survenue d'une **dépression** et de **troubles cognitifs**.

Zoom sur le traumatisme sonore

Un traumatisme sonore est une atteinte au niveau de l'oreille interne (cochlée) qui provoque des lésions touchant aux cellules sensorielles (cellules ciliées) du fait d'une exposition à des niveaux sonores excessifs. Il y a deux types de traumatismes sonores :

- Le *traumatisme sonore chronique* lié à une exposition prolongée ou répétée (écoute au casque audio systématique, concerts de musique amplifiée, exposition au bruit due au travail, comme dans la métallurgie ou le bâtiment).
- Le *traumatisme aigu ou accidentel* causé par une exposition brutale et soudaine à un niveau sonore excessif (bruit intense et bref, concert, explosion, déflagration, coup de feu…).

Les lésions provoquées par ces traumatismes peuvent être partielles ou totales. Si elles sont mineures, elles peuvent être réversibles et leur prise en charge contribuera à ce que la récupération des capacités auditives soit complète. En revanche, dans des cas plus graves, si les cellules ciliées sont détruites, elles ne peuvent pas être régénérées. Ce traumatisme peut s'accompagner d'acouphènes et/ou d'hyperacousie. Il est alors fortement recommandé de consulter un médecin ORL.

2 Le dépistage et le diagnostic de la surdité

• 2.1 : LE DÉPISTAGE DE LA SURDITÉ

Selon l'Organisation mondiale de la santé (OMS), le **dépistage** consiste à « identifier de manière présomptive, à l'aide de tests appliqués de façon systématique et standardisée, les sujets atteints d'une maladie ou d'une anomalie passée jusque-là inaperçue[8] ». Autrement dit : il s'agit de **repérer** les personnes qui pourraient être atteintes de perte auditive, afin de procéder à une évaluation complète de l'audition et proposer au besoin des soins adaptés.

Pour l'adulte, voici les éléments concernant le repérage de la presbyacousie sur le site du Ministère de la Santé et de la Prévention (publication de juin 2022).

Zoom sur le repérage de la presbyacousie

L'OMS recommande un dépistage de la presbyacousie à partir de l'âge de 60 ans. Celui-ci peut être fait grâce à un bilan audiométrique classique. Une plainte de la personne ou de son entourage doit conduire à une consultation diagnostique.

Aujourd'hui, des outils numériques testant l'audition facilitent le repérage de la presbyacousie à large échelle, qu'ils soient réalisés en autotest ou avec l'assistance d'un tiers. Parmi eux, le test Höra présente l'avantage d'être validé en français. De plus, il est gratuit (application mobile mise à disposition par la Fondation pour l'Audition[9]).

Des questionnaires validés peuvent être utilisés en soins primaires et en auto-administration. Le HHIE-S (Hearing Handicap Inventory for the Elderly-Screening), outil spécifique de repérage de la presbyacousie, a également été validé en Français (Duchêne et al., 2021).

8. https://www.has-sante.fr/upload/docs/application/pdf/guide_programme_depistage_rap.pdf

9. Voir le site de la Fondation pour l'audition afin de réaliser le test en ligne : https://www.fondationpourlaudition.org/proteger-et-tester/tester-son-audition-avec-hora-498

De façon ponctuelle et inégale sur le territoire, des **opérations de dépistage** sont organisées par certaines mutuelles, ce qui permet une prise en soins précoce et un gain pour la qualité zde vie des personnes présentant une presbyacousie. On déplore néanmoins un certain **manque d'information des patients** concernant la nécessité d'un **dépistage précoce** d'une éventuelle perte auditive.

Une autre raison au manque de dépistage précoce de la presbyacousie peut être **l'image parfois négative du port d'appareils auditifs**, ceux-ci étant associés à l'entrée dans le grand âge. Souvent, cette connotation a pour conséquence de repousser les examens de l'audition, ce qui retarde un dépistage précoce et la mise en place d'aides techniques. Autrement dit, devenir sourd fait peur, alors que le port de lunettes pour une presbytie (qui n'est rien d'autre que le pendant de la presbyacousie, pour les yeux) est mieux accepté. En effet, on porte des lunettes parfois dès l'enfance et les lunettes sont devenues un véritable accessoire de mode.

Le **coût des aides auditives** représente souvent un frein supplémentaire pour entreprendre les démarches d'évaluation auditive.

EN BREF

- La proposition de dépistage de la surdité n'est obligatoire qu'à la naissance.
- Le dépistage de la presbyacousie n'est, lui, pas généralisé, malgré la perte auditive qui se ressent dès l'âge de 50 ans en général.
- Plusieurs raisons expliquent le dépistage insuffisant de la presbyacousie : manque d'informations des personnes devenant malentendantes, image péjorative des aides techniques possibles (aides auditives), appréhension du coût de ces aides.

• 2.2 : LE BILAN DE SURDITÉ

Si une surdité, même légère, est suspectée, il importe de réaliser une évaluation complète de son audition. Prendre rendez-vous chez son médecin traitant est la première démarche à faire pour éliminer un problème temporaire pouvant être la cause de la gêne auditive, comme une otite ou un bouchon de cérumen, et orienter ensuite vers le médecin ORL, au besoin.

2.2.1 Comment se passe une consultation chez un médecin ORL dans le cas d'une presbyacousie ?

Le médecin ORL reçoit de la part du médecin traitant (médecin généraliste, gériatre ou neurologue par exemple) un courrier exposant le **motif de la consultation** et les éventuels examens déjà réalisés. La personne chez qui une presbyacousie est suspectée présente les raisons de sa venue et explique en quoi elle entend moins bien qu'auparavant. Parfois, c'est **l'entourage**, qui peut être présent lors de cette consultation selon le souhait de la personne concernée, qui va compléter les dires de celle-ci.

Le médecin ORL prend connaissance de cet ensemble d'informations et interroge le patient et son entourage sur le quotidien, mais aussi sur les antécédents médicaux (a-t-elle d'autres maladies associées ? Est-ce la première fois qu'elle ressent une gêne auditive ?) ou encore sur ses **antécédents familiaux** (est-ce que des membres de sa famille présentent une perte d'audition ? Si c'est le cas, dans quel contexte et à quel âge ?).

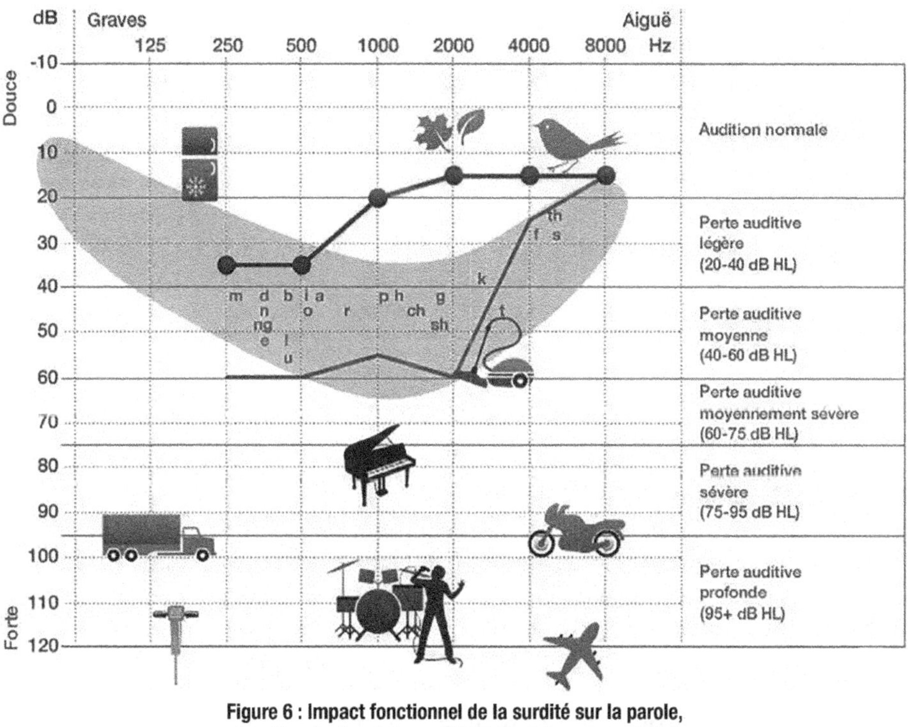

Figure 6 : Impact fonctionnel de la surdité sur la parole, en fonction du degré de surdité et des fréquences atteintes
© Association Gabriel Deshayes

Témoignage de Daniel, 71 ans, venu consulter un médecin ORL pour une suspicion de perte auditive :

«Avant d'examiner mon oreille, le médecin m'a posé une série de questions sur les raisons de ma venue dans son cabinet, mais aussi sur mon état de santé général et sur mes habitudes de vie. Il m'a par exemple demandé si j'avais déjà subi des opérations, si j'étais traité pour une maladie chronique, si j'étais bien suivi pour ma vue par exemple. Il m'a également demandé si je vivais seul ou en couple, si j'avais des enfants et éventuellement des petits-enfants, pour savoir si j'avais plus de mal à comprendre certaines voix plus que d'autres. Il m'a également questionné sur mes habitudes d'utilisation du téléphone et la fréquence à laquelle je vais au cinéma ou au théâtre par exemple, et si je rencontrais des difficultés dans ces situations. Enfin, il m'a aussi interrogé sur la profession que j'exerçais quand je travaillais, et si j'étais soumis à des bruits forts et/ou répétitifs dans ce cadre».

Zoom sur l'examen clinique ORL

L'**otoscopie (ou examen otoscopique)** permet de vérifier l'état du conduit auditif externe (CAE), l'état de la peau et du tympan. Muni d'un éclairage halogène, l'otoscope est introduit dans le CAE, en commençant par l'oreille présumée saine. Un nettoyage soigneux est parfois nécessaire pour éliminer les débris de cérumen gênant l'examen. L'image d'un tympan sain est grisâtre et sans signe d'inflammation. Sa texture est fine, lisse, semi-transparente. Le tympan est normalement légèrement tendu vers l'intérieur, incliné vers l'avant et le bas.

2.2.2 Les tests auditifs

• *2.2.2.1 L'acoumétrie*

C'est un examen clinique visant à mesurer le niveau de l'audition grâce à quelques tests simples. Elle permet de distinguer le type de la surdité, c'est-à-dire s'il s'agit d'une surdité de transmission (atteinte au niveau de l'oreille externe ou moyenne) ou d'une surdité de perception (atteinte au niveau de l'oreille interne). On distingue l'acoumétrie phonique de l'acoumétrie instrumentale.

L'examen d'**acoumétrie phonique** consiste à évaluer l'audition d'une personne en lui demandant de répéter des mots, soit chuchotés soit prononcés à voix normale, en s'éloignant de plus en plus de lui. On mesure à partir de quelle distance la personne réussit à répéter correctement les mots. Si ce test de dépistage est simple à mettre en œuvre, il est peu fiable, car il est difficile à reproduire toujours dans les mêmes conditions (la voix de chaque examinateur ayant sa propre fréquence et sa propre intensité).

L'**acoumétrie instrumentale** est davantage pratiquée. Il s'agit du test de Weber et du test de Rinne, réalisés tous deux au moyen d'un diapason. Ces tests sont deux techniques cliniques de mesure de l'audition qui permettent de diagnostiquer le type de surdité afin d'établir rapidement s'il s'agit d'une surdité de transmission ou de perception (neurosensorielle).

• *2.2.2.2 L'audiométrie tonale et vocale*

Cet examen audiométrique vise à mesurer l'audition en quantité et en qualité avec la participation du patient. Ce terme renvoie à deux types de tests : l'audiométrie tonale et l'audiométrie vocale. Ce test d'audition est dit « subjectif », car l'interprétation des résultats se fait à partir des réponses données par la personne examinée.

Comment se passe une audiométrie ?

En pratique, le patient est placé dans une cabine insonorisée, un casque sur les oreilles où sont diffusés des sons plus ou moins aigus et plus ou moins forts. Il doit, soit appuyer sur un bouton-poussoir, soit lever la main dès qu'il entend le plus petit bruit détectable. Cela nécessite une certaine concentration.

➤ **L'audiométrie tonale** est un test qui évalue l'acuité auditive à différentes fréquences sonores ; on détermine à partir de quel seuil un son est détecté par chacune des deux oreilles. Cet examen se fait en deux temps : par conduction aérienne et par conduction osseuse, et il est effectué en premier du côté de l'oreille présumée la meilleure, s'il y en a une.

En *conduction aérienne*, le son délivré par le casque est transmis à l'ensemble du système auditif. À chaque fois que la personne examinée perçoit un son, elle doit lever la main ou appuyer sur un bouton.

En cas d'asymétrie de l'audition (c'est-à-dire si une oreille est significativement plus performante que l'autre), un masquage auditif doit être réalisé. Celui-ci consiste à assourdir l'oreille non évaluée au moyen de bruit afin que celle-ci n'intervienne pas dans l'étude de l'oreille évaluée.

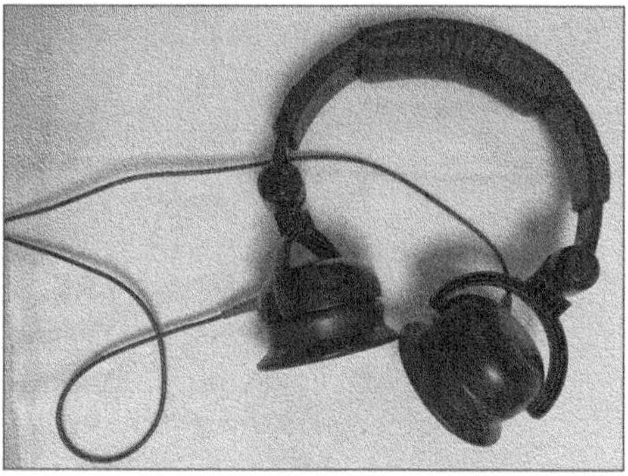

Figure 7 : Casque utilisé pour la réalisation d'une audiométrie en voie aérienne
© Catherine Rebière

En *conduction osseuse*, le principe de l'examen est le même, mais le son est délivré par un vibrateur placé sur l'os derrière le pavillon, stimulant directement l'oreille interne sans passer par l'oreille externe et moyenne.

Les réponses du patient sont reportées sur le graphique audiométrique, on parle alors de courbe audiométrique : courbe « aérienne » pour celle obtenue par le casque et courbe « osseuse » pour celle obtenue par le vibrateur.

La courbe aérienne témoigne du fonctionnement de l'ensemble du système auditif sans distinction de localisation.

La courbe osseuse témoigne du fonctionnement du système auditif à partir de l'oreille interne et ne tient pas compte des oreilles externe et moyenne.

La comparaison des deux courbes est un indicateur de localisation de la partie de l'oreille concernée par la surdité.

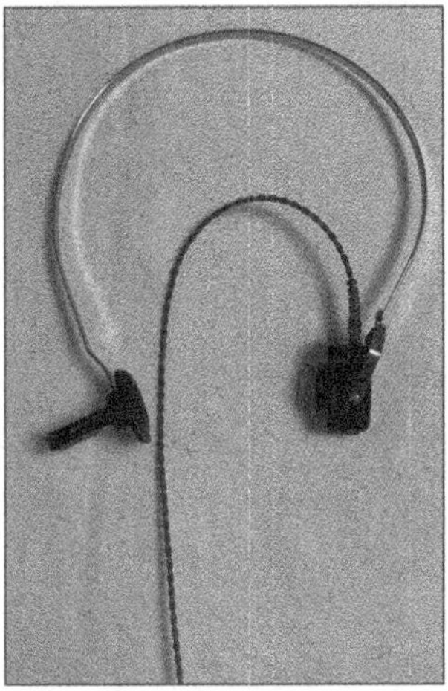

Figure 8 : Serre-tête utilisé pour la réalisation d'une audiométrie par voie osseuse
© Catherine Rebière

Comment lire un audiogramme ?

L'audiogramme est une façon de représenter comment une personne entend, en lui faisant écouter une série de sons à une fréquence (exprimée en Hertz, ou Hz) et à une intensité donnée (exprimée en décibels, ou dB). Les réponses sont indiquées par des symboles qui sont en général les mêmes d'un audiogramme à l'autre, à savoir :

CONVENTIONS GRAPHIQUES POUR LES AUDIOGRAMMES		
Méthode de représentation	Oreille droite	Oreille gauche
Seuil aérien sans masquage	○	✖
Seuil aérien avec masquage	△	□
Seuil osseux avec masquage	<	>
Seuil osseux sans masquage	[	]
Pas de réponse	↙	↘

Figure 9 : Conventions graphiques pour les audiogrammes (en France)
© Lucie Briatte

L'examinateur réalise ses mesures et les notifie avec la couleur rouge pour l'oreille droite et la couleur bleue pour l'oreille gauche. Il précise également le type de seuil testé (seuil aérien, seuil osseux), avec ou sans masquage. Toutes ces mesures permettront de définir le degré et le type de la surdité.

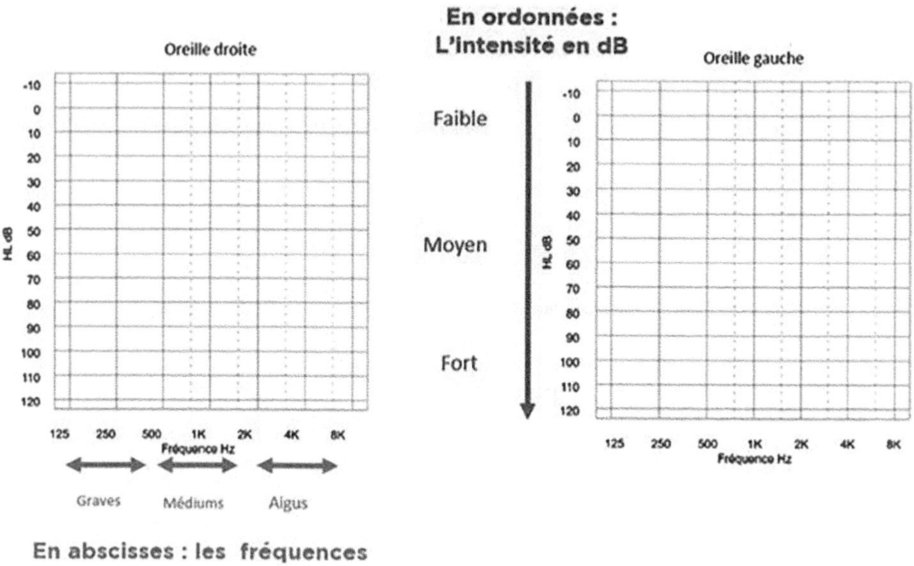

Figure 10 : Audiogramme explicatif
© Vivason

En ordonnée figure l'intensité (en décibels : dB), les sons les plus forts se situant en bas du graphique ; en abscisse, les fréquences (en Hertz : Hz), les sons ayant la fréquence la plus élevée (c'est-à-dire les plus aigus) se situant à droite du graphique.

Une fois les mesures reportées, l'examinateur détermine si la courbe permet de mettre en évidence une surdité, et si tel est le cas, de quel type elle est.

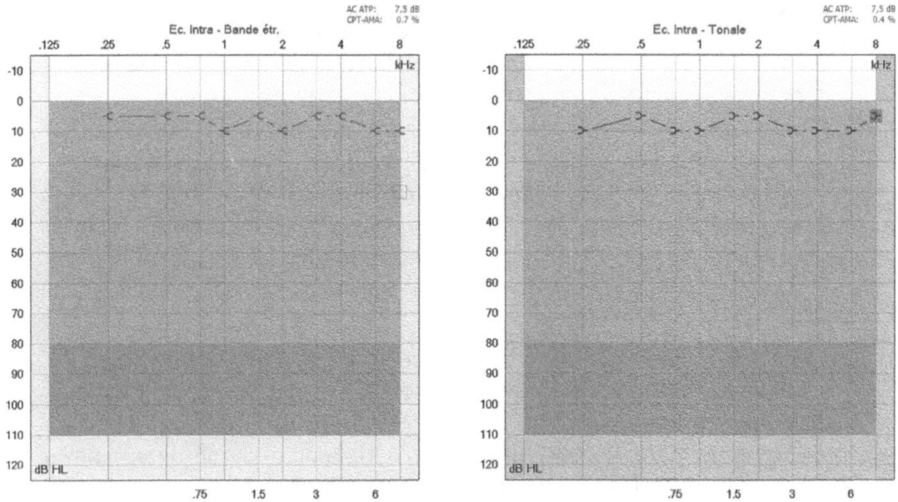

Figure 11 : Audiogramme d'une personne normo-entendante
© Catherine Rebière

Une audition dite «normale» se trouve dans la zone de l'audiogramme entre 0 et 20 dB.

Zoom sur l'audiométrie tonale

Il existe deux types d'examens d'audiométrie tonale :

- **L'audiométrie tonale liminaire** permet de déterminer le seuil d'audition à l'aide de sons des fréquences les plus perceptibles pour l'homme, à savoir : 125, 250, 500, 1 000, 2 000, 3 000, 4 000 et 8 000 Hz.
- **L'audiométrie tonale supraliminaire** évalue les fréquences supérieures à 8 000 Hz, ce test est utilisé pour confirmer la présence d'une hyperacousie, chez les personnes qui se plaignent d'une hypersensibilité au bruit.

Pour information ou rappel : la gamme de fréquences audibles chez une personne en bonne santé est comprise entre 20 Hz et 20 000 Hz.

Au niveau de l'intensité des sons diffusés, celle-ci est comprise entre -10 dB et 120 à 130 Hz.

Zoom sur le seuil de douleur et sur le seuil de confort

De façon courante, on définit deux autres mesures chez les personnes qui présentent un dysfonctionnement de l'audition :

- Le **seuil de douleur** est le seuil à partir duquel une personne va ressentir de la douleur, en étant en l'occurrence exposée à un bruit trop fort. On délimite ce seuil autour de 110-120 dB en général.
- Le **seuil de confort** est le niveau sonore estimé le plus confortable pour la personne examinée, ce qui est différent du niveau sonore à partir duquel la personne perçoit les sons.

➤ **L'audiométrie vocale** est complémentaire de **l'audiométrie tonale**.

L'audiométrie tonale ne donne que les seuils absolus de perception de sons (fonction périphérique), alors que l'audiométrie vocale détermine la compréhension du langage (intelligibilité) ainsi que la discrimination (capacité à discerner des sons).

Elle est nécessaire dans les indications d'appareillage et pour aider au diagnostic de certaines pathologies rétrocochléaires (tumeur du nerf acoustique, neuropathies auditives), en testant les systèmes périphériques et centraux.

On propose à la personne des listes de mots d'une à deux syllabes à différentes intensités afin d'évaluer sa compréhension. Elle doit les répéter. Le pourcentage de mots correctement perçus aboutit à la réalisation d'une courbe. Le test permet d'établir le **seuil d'intelligibilité**, intensité à partir de laquelle 50 % des mots sont compris.

LE SAVIEZ-VOUS ?

Il est fréquent que des pertes d'audition identiques entraînent une gêne différente d'une personne à une autre. Si certaines personnes arrivent spontanément à compenser une perte auditive sévère, d'autres vont être très gênées par une perte auditive pourtant moins importante.

Sont ainsi déterminés le **seuil de détection verbale** (niveau sonore minimal à partir duquel la personne perçoit le message qui lui est transmis oralement), ainsi que le **seuil de réception verbale** qui désigne le niveau sonore minimal à partir duquel la personne comprend le message transmis oralement (on estime que le message est compris quand la moitié des productions est correctement répétée).

L'ensemble de ces mesures est inscrit sur un graphique appelé **audiogramme** qui est utilisé pour déterminer le type et le degré de surdité de la personne.

Le **diagnostic de presbyacousie** est souvent réalisé à partir des résultats des examens réalisés dans le silence (audiométries tonale et vocale), alors que la gêne de compréhension de la parole est ressentie dans un milieu bruyant. Le risque est donc de passer à côté d'une perte auditive débutante et/ou légère, qui ne serait pas détectable avec les tests d'examen classiques. C'est pourquoi il est recommandé de réaliser une **audiométrie vocale dans le bruit**, en cas de résultats normaux lors de l'audiométrie vocale dans le silence.

L'audiométrie vocale dans le bruit (AVB) :

Contrairement aux tests cités précédemment qui sont réalisés dans le silence, l'audiométrie dans le bruit consiste à faire répéter des mots ou des phrases alors que la personne est exposée à un bruit compétitif (bruit du vent, bruit dit de « cocktail party »). Ce test met en jeu la capacité de la personne à extraire du bruit environnant le signal qui l'intéresse.

Zoom sur l'audiométrie dans le bruit

Avec l'inscription dans la réforme du 100 % Santé de la mesure dans le bruit de l'intelligibilité, l'audiométrie vocale dans le bruit devient un incontournable du parcours de soins des presbyacousiques.

Ce type d'audiométrie est particulièrement indiqué chez les personnes qui décrivent des troubles de la compréhension dans le bruit, alors même que les résultats de leurs tests en audiométrie tonale et vocale se révèlent satisfaisants ou peu perturbés. C'est fréquemment le cas à partir de 50 ans lorsque les seuils auditifs ne sont pas encore abaissés, bien que les cellules fonctionnelles soient moins nombreuses. La compréhension dans le bruit est alors la première à se dégrader, nécessitant une plus grande concentration pour suivre une conversation.

Zoom sur les auto-évaluations de l'audition (voir rapport SFORL[10])

La question de la baisse d'audition est une question majeure de santé publique, au vu des conséquences importantes sur la santé et la qualité de vie de la personne, mais aussi du vu du nombre de personnes concernées et devant la difficulté grandissante d'accès aux soins pour réaliser les examens adéquats, des solutions alternatives d'auto-évaluation existent. Le **test Höra**, application gratuite développée par la Fondation pour l'Audition, permet d'évaluer le capital auditif et les troubles de l'audition grâce à un test d'audition dans le bruit, appelé le « test des 3 chiffres », qui est à la fois simple et rapide. Par ailleurs, des **questionnaires** vont davantage mettre en évidence la gêne provoquée par la perte auditive.

Le bilan d'audition centrale :

Ce bilan très spécifique est préconisé lorsque l'audiogramme tonal est normal alors que la personne se plaint de difficultés de compréhension de la parole. Il repose sur une évaluation complète effectuée par l'ORL, orthophonistes et audioprothésistes qui associent leurs compétences. Pour diagnostiquer un trouble auditif central (TTA), les professionnels utilisent une combinaison de tests et d'évaluations spécifiques conçus pour évaluer les différentes fonctions du système auditif et les capacités de traitement auditif du cerveau. Ces tests peuvent inclure des évaluations de la perception auditive, de la compréhension de la parole dans des environnements bruyants, ainsi que des tests de traitement auditif central. Ces évaluations approfondies permettent de poser un diagnostic précis et de recommander des interventions adaptées pour aider les individus atteints de TTA à améliorer leur qualité de vie.

2.2.3 L'évaluation des autres signes de gêne auditive

Trois signes de gêne auditive sont fréquemment rapportés par les personnes presbyacousiques : la difficulté de localisation des sons, les acouphènes et l'hyperacousie.

La difficulté de localisation des sons (perte de la stéréophonie) : quand on devient presbyacousique, même si l'atteinte touche les deux oreilles (et est donc considérée comme symétrique), localiser les bruits est souvent

10. https://www.sforl.org/wp-content/uploads/2022/03/Reco-Parcours-de-soins-du-patient-presbyacousique_2022.pdf

difficile, car le cerveau perd sa capacité d'identification du lieu d'origine du son à partir du délai d'arrivée du son dans chaque oreille. Cela se vérifie très souvent même en cas de perte auditive partielle, sans que ce problème soit toujours correctement identifié par les personnes presbyacousiques. Pourtant, les conséquences peuvent être importantes : forte gêne pour localiser la personne qui parle dans une conversation à plusieurs et/ou dans un environnement bruyant et incapacité à savoir de quel côté arrive un véhicule... Ce sont autant de motifs de plaintes récurrentes de ceux qui tendent à perdre l'audition.

Témoignage d'Édith, 72 ans :

« Je me suis rendu compte que quelque chose n'allait pas au niveau de mon audition, quand j'ai commencé à avoir du mal à savoir qui m'interpelait si la personne n'était pas placée dans mon champ visuel ! En plus, je me suis rendu compte que j'avais tendance à être de plus en plus souvent surprise à l'approche d'un véhicule, ce que je pensais à tort être lié à l'évolution récente des moteurs de voitures ».

- **Les acouphènes :**

Il s'agit de bruits entendus par la personne présentant une gêne auditive (avec perte auditive associée ou non) sans qu'ils ne proviennent de l'environnement pour la plupart. Dans la très large majorité des cas, ils sont temporaires (pour 95 % des acouphènes). Ce bruit peut être celui d'une chute d'eau, un bruit blanc, un bourdonnement ou un sifflement, à différentes hauteurs et intensités possibles. L'état de santé général, physique et psychologique, va rentrer en compte dans l'apparition des acouphènes : ceux-ci apparaissent d'autant plus souvent quand la personne est fatiguée ou stressée. Les causes d'apparition des acouphènes sont parfois difficiles à déterminer : ils peuvent être favorisés par l'exposition au bruit, un barotraumatisme (changement brutal de pression comme en avion ou en plongée), un dysfonctionnement de la trompe d'Eustache (tube qui relie l'oreille moyenne à la cavité nasale), un traumatisme récent, une affection de l'oreille comme la presbyacousie, la maladie de Ménière ou encore l'otospongiose[11].

L'évaluation des acouphènes peut se faire à partir de questionnaires ou d'échelles pour visualiser le niveau de gêne ressenti de la personne. En effet, cela peut aller d'une simple gêne intermittente à l'apparition d'une dépression.

11. Voir page 23.

LE SAVIEZ-VOUS ?

On distingue deux types d'acouphènes : les acouphènes subjectifs et les acouphènes objectifs.

Un **acouphène subjectif** est la perception d'un son par la personne qui en souffre uniquement, et en l'absence de stimulus auditif. C'est le cas de la plupart des acouphènes.

Un **acouphène objectif** est la conséquence de bruits générés par des structures proches de l'oreille, comme les bruits du battement de son propre cœur. Plus rarement, l'acouphène est si intense qu'il peut être entendu d'une tierce personne.

Témoignage de Maria, 69 ans :

« J'ai commencé à ressentir des acouphènes au cours de mes dix dernières années d'exercice. J'étais enseignante au collège et j'avais de plus en plus de mal à supporter le bruit de ma classe. Les acouphènes apparaissaient toujours après mes journées de travail, mais ils étaient présents aussi certains week-ends, voire pendant les vacances scolaires. Je me suis rendu compte qu'ils sont survenus probablement au moment où mon audition a commencé à baisser ».

Pour aller plus loin : France Acouphènes est une association d'intérêt général loi 1901 créée en 1992 et animée par des bénévoles souffrant eux-mêmes d'acouphènes, d'hyperacousie, de vertiges de Ménière ou de neurinomes de l'acoustique.

Leur site : https://www.france-acouphenes.fr/

• L'hyperacousie :

C'est un trouble provoquant une amplification des sons rendant leur écoute contrariante, voire insupportable. Il s'agit du trouble auditif le plus fréquent qui concerne une seule oreille (hyperacousie dite « unilatérale ») ou les deux (on parle alors d'hyperacousie « bilatérale »). Ce trouble peut apparaître de façon isolée ou être concomitant d'une perte auditive : certains sons seront alors moins bien entendus que ce qu'ils devraient, alors que d'autres au contraire seront anormalement perçus de façon forte, voire trop forte. L'hyperacousie va entraîner une fatigue importante, éventuellement des maux de tête et des sensations auditives désagréables. Il n'est pas rare que des acouphènes y soient associés, elle peut d'ailleurs en être la conséquence. À terme, la personne qui présente de l'hyperacousie risque de s'isoler de ses proches et d'éviter les lieux bruyants comme les restaurants ou les supermarchés, pour éviter le maximum de stimulations auditives.

C'est le médecin ORL qui procède à l'évaluation de l'hyperacousie, afin de déterminer sa cause et la replacer dans le contexte médical global de la personne qui en souffre généralement. L'audioprothésiste est en mesure de réaliser également plusieurs mesures, notamment pour déterminer, grâce aux audiométries, à partir de quel seuil auditif la personne présentant une hyperacousie réagit défavorablement. En général, ce seuil se situe autour de 90-100 dB, mais il est parfois à 60 dB (pour rappel, le volume de la voix conversationnelle se situe entre 55 et 65 dB). Plus le nombre de décibels auquel correspond ce seuil est faible, plus l'hyperacousie est forte.

Témoignage de Rose, 59 ans :

« Je souffre d'hyperacousie et de presbyacousie. Certains bruits me sont devenus insupportables, comme celui de la chasse d'eau ou de la mastication d'une personne placée en face de moi. Je cherche vraiment à faire des efforts par rapport à ma réaction, mais tout cela me coûte beaucoup, tant à cause de ce que je perçois que des efforts réalisés pour masquer ma gêne ».

Des **échelles de qualité de vie** permettent de décrire la gêne provoquée par la perte auditive directement ou par tous les signes de gêne associés.

Pour conclure, l'évaluation d'un trouble auditif est complexe et nécessite différents tests. Elle est primordiale, étant donné que les résultats vont orienter la suite de la prise en charge.

EN BREF

- Le diagnostic de la presbyacousie est confirmé par le médecin ORL.
- Il est établi à partir de différents éléments, comme l'interrogatoire clinique et des examens pour quantifier et qualifier la perte auditive de la personne examinée.
- L'audiométrie est un des tests incontournables de l'évaluation de la perception des sons et de la voix.

3
Le parcours de soins de la personne presbyacousique

• 3.1 : UN ACCOMPAGNEMENT PLURIDISCIPLINAIRE

Le suivi de la personne présentant une presbyacousie est pluridisciplinaire : il réunit divers professionnels de santé et acteurs œuvrant pour plus de sécurité et de bien-être pour la personne concernée. Ces professionnels vont intervenir soit de façon concomitante dans le parcours de soin de la personne, soit à tour de rôle, en fonction de ses besoins, de ses demandes et de l'évolution de la pathologie. Bien sûr, plus ils vont agir de manière coordonnée, plus la prise en soins sera efficace auprès de la personne concernée et de son entourage. Un accompagnement important est d'ailleurs à mener auprès de ce dernier, car vivre aux côtés d'une personne rencontrant des troubles d'audition importants est fréquemment source de difficulté et de fatigue, la perte auditive pouvant entraîner des conflits réguliers.

3.1.1 Le médecin ORL

Le médecin ORL (oto-rhino-laryngologiste) est titulaire d'un diplôme d'état (DE) de médecine, spécialisé dans l'évaluation et la prise en charge des troubles de l'oreille (« oto »), du nez (« rhino ») et de la gorge (« laryngo ») – ce qui inclut l'oreille (externe, moyenne et interne), le nez (cavités nasales, sinus) et la gorge (de la cavité buccale jusqu'au larynx en passant par le pharynx) – et, plus largement, des pathologies de la tête et du cou. Ce médecin est également habilité à effectuer des interventions chirurgicales. Certains médecins ORL ont une formation encore plus poussée au sein de cette spécialité, comme la *phoniatrie* (qui évalue et traite des troubles de la voix, de la parole ou de la déglutition) par exemple. Les médecins ORL sont des professionnels de santé exerçant à titre libéral ou en centre de soins. Leurs tarifs et les remboursements de leurs consultations et actes dépendent de leur mode d'activité.

Témoignage du Docteur F., médecin ORL en libéral :

« J'ai de nombreuses personnes âgées dans ma patientèle et je remarque que les problèmes auditifs liés à l'âge sont souvent minimisés par les personnes qui en souffrent. Parfois, la personne ne va plus vraiment savoir si elle se sent en décalage dans les conversations parce qu'elle n'entend pas bien ou si c'est

l'inverse, à savoir qu'elle n'arrive plus à suivre les conversations, et par conséquent, elle n'est plus vraiment sûre d'avoir correctement entendu et compris ce qu'on lui disait. Régulièrement, c'est l'entourage qui se plaint le plus fortement, la malentendance étant devenue la base de nombreux conflits dans le quotidien. Souvent réticents à la mise en place d'un appareil auditif, la majorité de mes patients en sont globalement satisfaits et confient que leur seul regret est de ne pas avoir testé cette solution plus tôt ! ».

3.1.2 Le médecin généraliste

Le médecin généraliste est titulaire d'un diplôme d'état (DE) de médecine, spécialisé dans la prise en charge globale des patients et dans la coordination des différents suivis dont celui-ci pourrait bénéficier. La régularité fréquente des consultations et le suivi dans la durée sont des conditions favorables pour l'instauration d'un climat de confiance avec les patients ; c'est en cela que la médecine générale est souvent qualifiée de médecine de proximité. Les médecins généralistes peuvent travailler en cabinet, en centres de soin ou à l'hôpital. Les tarifs et remboursements de leurs consultations et actes dépendent de leur mode d'activité.

Témoignage du Docteur M., médecin généraliste en libéral :

« Installé en zone semi-rurale, j'ai de nombreux patients âgés dans ma patientèle, certains n'ont jamais consulté d'ORL alors même qu'ils ont travaillé dans des secteurs bruyants comme l'industrie, le bâtiment ou bien encore les commerces. La perte auditive a souvent commencé plus tôt qu'ils ne le pensent, et avec le vieillissement, elle s'est amplifiée. Les deux pertes auditives cumulées font que la gêne au quotidien est importante et qu'elle est souvent rapportée tardivement par la personne qui en souffre. Parfois, c'est à l'occasion de la survenue d'acouphènes que l'on décèle la presbyacousie. C'est important de prendre le temps d'écouter la personne, de partir de sa plainte, pour l'amener peu à peu à prendre conscience qu'il est important pour elle comme pour son entourage d'aller plus loin dans les examens. Et ce, d'autant plus que des solutions existent ».

LE SAVIEZ-VOUS ?

Depuis 2018, certains médecins généralistes sont habilités à prescrire eux-mêmes des prothèses auditives, s'ils ont suivi une formation complémentaire en « **otologie médicale** » dans le cadre de leur développement professionnel continu. Comme indiqué dans les recommandations du

parcours de soins du patient presbyacousique de la SFORL (Société Française d'otorhinolaryngologie et de chirurgie de la face et du cou), « [l'] objectif de ce parcours est la formation aux connaissances et compétences à l'examen clinique otologique et vestibulaire ainsi qu'à l'audiométrie ».
Malgré cette formation supplémentaire, certains motifs de consultation doivent impérativement faire l'objet d'une consultation auprès d'un médecin ORL, comme une surdité brusque ou la présence d'une hyperacousie ou d'acouphènes.

3.1.3 L'audioprothésiste

L'audioprothésiste est un professionnel de santé titulaire d'un diplôme d'état (DE) d'audioprothésiste. Il travaille dans un centre spécialisé dans l'appareillage et la rééducation auditive ou au sein d'un service hospitalier. Son rôle est de dépister et de diagnostiquer les pertes auditives, afin de proposer l'appareil auditif adéquat. C'est lui qui effectue ensuite les réglages de ce même appareil. Il donne également des conseils en termes d'entretien et de l'utilisation de l'aide technique. En effet, pour que l'appareil auditif ait des effets significatifs sur la perte auditive, il est nécessaire de le porter quotidiennement et de faire contrôler les réglages avec une certaine régularité.

Témoignage de Monsieur D., audioprothésiste en libéral :

« J'ai choisi le métier d'audioprothésiste, parce que j'en aime à la fois le côté humain et le côté technique. Pour le côté humain, car je suis des personnes depuis leur dépistage jusqu'aux réglages réguliers des prothèses auditives, ce qui favorise une certaine confiance et proximité dans le temps. Mais aussi pour le côté technique, d'autant plus que les évolutions technologiques en matière d'appareillages auditifs sont très rapides et constantes. Si certaines personnes sont réticentes à porter un appareillage auditif, je leur propose toujours de faire un essai sur une période suffisamment longue pour s'habituer à l'appareil. La grande majorité des personnes adoptent cette aide, car elle apporte du confort dans leur vie en leur permettant très souvent de mieux comprendre ce qu'on leur dit, mais pour autant, un suivi régulier derrière doit être maintenu et je reste également à leur disposition pour les imprévus, par exemple un tube obstrué, une panne d'alimentation ou un problème de piles ».

3.1.4 L'orthophoniste

L'orthophoniste est un professionnel de santé titulaire du Certificat de Capacité d'Orthophonie (CCO). Son rôle est d'évaluer et de traiter les difficultés ou troubles du langage et de la communication, des fonctions oro-myo-faciales, des autres activités cognitives dont celles liées à la phonation, à la parole, au langage (oral, écrit), à la cognition mathématique. En cela, il est au cœur du parcours de soin des personnes souffrant de troubles auditifs. Ce professionnel de santé veille également au maintien des fonctions de communication et de l'oralité dans les pathologies dégénératives et neuro-dégénératives et à l'apprentissage d'autres formes de communication non verbale permettant de compléter ou de suppléer les fonctions verbales (*source FNO*[12]). L'orthophoniste exerce en libéral, en centre de soins ou en milieu hospitalier. L'ordonnance d'un médecin est en général nécessaire pour réaliser un bilan puis un suivi en orthophonie (sauf dans certaines conditions) ; ces actes sont remboursés par la Sécurité sociale et par les mutuelles et complémentaires santé.

Témoignages des co-auteures de cet ouvrage :

Catherine Rebière, orthophoniste en libéral et en service ORL (hôpital et centre d'implantation cochléaire) :

« L'orthophoniste joue un rôle clé au sein du service ORL. Elle participe au dépistage et à l'évaluation des troubles auditifs aux côtés d'autres professionnels de santé.

Je reçois lors des consultations des personnes présentant une presbyacousie. Mon rôle est d'évaluer la gêne et le retentissement de cette surdité dans leur vie familiale et professionnelle afin de leur donner des conseils et leur proposer un suivi adapté.

Ces consultations pluridisciplinaires sont une vraie richesse pour nos patients. ».

Lucie Briatte, orthophoniste en libéral :

« Je reçois des patients présentant une presbyacousie à mon cabinet, la plupart du temps sur prescription de leur médecin ORL. Le plus souvent, il s'agit de personnes âgées déjà appareillées, elles peuvent venir pour une évaluation globale de la communication orale et/ou pour apprendre la lecture labiale par exemple. Je suis également amenée, avec l'accord du patient bien entendu, à échanger avec l'entourage, afin de leur donner des

12. https://fno.fr/qu-est-ce-orthophonie/

conseils pour que la communication entre proches soit la plus aisée possible au quotidien. ».

3.1.5 Le médecin gériatre

Le médecin gériatre est titulaire d'un diplôme d'état (DE) de médecine, spécialisé dans les troubles et maladies pouvant affecter les personnes âgées (en général dès 65/70 ans). Sa vision se veut la plus globale possible, afin que la qualité de vie, la sécurité et le bien-être de ses patients soient pris en compte. Le médecin gériatre exerce en général en structure de soins (hôpitaux, centres de santé…) ou en libéral. Les personnes âgées qui le consultent sont souvent passées au préalable par leur médecin généraliste.

Zoom sur le bilan gériatrique (ou gérontologique)

Le bilan gériatrique est une évaluation destinée à la personne âgée afin de juger au besoin de ses capacités physiques et psychologiques et d'évaluer son autonomie. Ce bilan comporte en général une évaluation des domaines moteur, sensoriel, cognitif, psychologique, fonctionnel… Il peut faire intervenir à la fois du personnel médical, mais aussi paramédical (ergothérapeute, orthophoniste, psychologue, psychomotricien…). Ce bilan est le plus souvent pratiqué en milieu hospitalier (auquel cas il est pris en charge par la Sécurité sociale) ou en clinique.

Témoignage du Docteur L., gériatre :

« *Je travaille en EHPAD depuis neuf ans. Accompagner des personnes âgées est ce qui m'a toujours plu pendant mes stages de médecine. En ce qui concerne l'appareillage auditif des personnes devenant sourdes, ce qui représente une large majorité des personnes que je soigne ici, il y a encore du progrès à faire. Sur le dépistage auditif, mais aussi sur le diagnostic de la surdité et la mise en place d'un appareillage si besoin ensuite. Enfin, il est nécessaire de rappeler certaines mesures à mettre en place pour améliorer le confort de vie des personnes présentant des troubles ou une gêne auditive, comme la diminution du bruit ambiant (qui peut être par moments très élevé) ou le port de protections auditives dans certaines situations. C'est pourquoi j'essaie de travailler le plus étroitement possible avec les personnes âgées, leur entourage et l'ensemble des professionnels. Une audition préservée, c'est un des facteurs de maintien d'une communication optimale, ce qui est bénéfique pour tous* ».

3.1.6 Le psychologue

Le psychologue est un professionnel du soin qui suit des personnes de tous âges pour donner du sens à des événements de vie dans une période qui le nécessite.

Le titre de psychologue est réglementé, après l'obtention d'une licence puis d'un master en psychologie. Les psychologues ont par ailleurs chacun une spécialisation (psychologue clinicien, psychologue à orientation neuropsychologique, psychologue du travail…).

Ils interviennent en secteur libéral ou en structure de soins, mais aussi en établissement privé ou public (crèche, établissement scolaire…), ou encore en entreprise.

L'ordonnance du médecin généraliste n'est pas nécessaire pour entamer une psychothérapie.

Actuellement, les actes pratiqués en secteur libéral par les psychologues ne sont pas systématiquement remboursés par la Sécurité sociale, mais deux possibilités d'aide au financement existent :

- Une aide pour un financement partiel est possible auprès de certaines mutuelles et complémentaires santé, ou grâce à l'Allocation d'Éducation de l'Enfant Handicapé (AEEH) ou grâce à l'Allocation de l'Adulte Handicapé (AAH).
- Le dispositif « Mon psy »[13] permet le remboursement jusqu'à 12 séances sous certaines conditions.

Témoignage de Madame C., psychologue en centre médico-psychologique adulte :

« Je reçois régulièrement des personnes présentant une déficience auditive, sans que ce ne soit forcément le motif de consultation. Ces personnes se sentent souvent esseulées, car en difficulté pour communiquer. Elles ne font pas forcément le lien entre difficultés et/ou perte d'audition et leur isolement et jugent que les personnes de leur entourage ne font pas forcément l'effort de les écouter, voire que ce sont elles qui parlent doucement. Mon rôle est de les accompagner dans la compréhension de leurs difficultés et à mettre des mots dessus. Il m'arrive fréquemment de les inciter à consulter pour faire tester leur audition. Je leur explique qu'il existe des solutions pour pallier les difficultés d'audition. La perte d'audition entraîne la perte d'estime

13. https://www.ameli.fr/hainaut/assure/remboursements/rembourse/remboursement-seance-psychologue-mon-soutien-psy

de soi et de confiance en leurs capacités de communication. Et à terme, l'isolement. Mon travail peut être également d'accompagner l'acceptation de ces difficultés d'audition si elles sont avérées, ce qui n'est pas toujours facile. La presbyacousie est souvent vécue comme un marqueur fort du vieillissement, encore plus que la presbytie».

3.1.7 Le médecin neurologue

Le neurologue est titulaire d'un diplôme d'état (DE) de médecine spécialisée dans l'évaluation et la prise en charge des patients souffrant de maladies du système nerveux, qu'elles touchent le cerveau, la moelle épinière ou les nerfs. Il exerce en milieu hospitalier, en structure de soins ou en libéral. Il arrive que le neurologue, au même titre que les gériatres ou les psychiatres par exemple, tienne une consultation mémoire où sont reçues les personnes suspectées de présenter des troubles de la mémoire. Les études tendent à mettre en évidence de façon de plus en plus fine les liens entre perte auditive et déclin cognitif, comme on peut l'observer chez une personne atteinte d'une démence.

Témoignage du Docteur V., neurologue en centre hospitalier :

«La commission de la revue scientifique médicale The Lancet *sur la prévention de la maladie d'Alzheimer a établi que "la surdité à l'âge moyen de la vie est le principal risque potentiellement modifiable de démence"[14], car une bonne audition est nécessaire pour une bonne stimulation cognitive. D'où l'importance d'intégrer systématiquement la question du suivi auditif chez les personnes que je reçois, en rappelant de façon schématique que le vieillissement affecte tous les organes, y compris nos oreilles».*

3.1.8 Le kinésithérapeute

La kinésithérapie est une profession paramédicale, obtenue après validation d'un diplôme d'État (DE) qui se prépare en 5 ans. Le masseur-kinésithérapeute exerce le plus souvent sur prescription médicale. Le rôle de ce professionnel de santé est d'évaluer et de proposer si besoin une rééducation fonctionnelle pour les patients présentant entre autres des troubles de l'appareil locomoteur, neurologiques ou respiratoires. Son expertise peut être sollicitée pour des personnes presbyacousiques qui souffrent de vertiges et/ou de troubles de l'équilibre dans le cadre d'une rééducation dite

14. https://www.sforl.org/wp-content/uploads/2022/03/Reco-Parcours-de-soins-du-patient-presbyacousique_2022.pdf

« vestibulaire », en référence à la partie de l'oreille interne (le vestibule), qui joue un rôle important dans l'équilibre. Certains masseurs-kinésithérapeutes sont également formés à la prise en soins des acouphènes.

Témoignage de Monsieur J., kinésithérapeute :

« Les patients presbyacousiques que je reçois se plaignent régulièrement de vertiges, ce qui est très déstabilisant dans leur vie quotidienne. Leurs déplacements ne sont pas vécus comme sécures et l'appréhension de la chute majore encore le risque existant de chutes. Le travail en kinésithérapie consiste à travailler sur les automatismes à avoir en cas de sensation de vertige, afin de trouver ensemble quelle posture adopter quand cette situation se présente ».

3.1.9 Le personnel de structures de soins, de structures médico-sociales et les aides à domicile

Quand on travaille auprès de personnes présentant une presbyacousie, que l'on soit soignant ou accompagnant dans une structure de soins ou médico-sociale ou bien aide à domicile, tout le personnel est concerné par les difficultés de communication causées par la presbyacousie : les assistants de service social, les agents d'entretien, les cuisiniers, l'équipe d'animation, les infirmiers, les ergothérapeutes, les cadres de santé, les aides-soignants, les aides médico-psychologiques, l'équipe administrative…

Témoignage de Madame G., aide-soignante :

« En travaillant auprès de personnes âgées, j'ai pris conscience qu'une bonne audition était vraiment nécessaire pour être bien dans son environnement et auprès des autres. Par exemple, le matin, quand j'arrivais dans la chambre, souvent, certaines personnes sursautaient, car elles ne m'entendaient pas arriver ».

Témoignage de Monsieur B., infirmier :

« Nous avons décidé avec la direction de sensibiliser davantage les familles de nos résidents aux conséquences d'une perte auditive. En effet, nous faisons le constat qu'une personne sourde non appareillée ou qui ne porte pas ses appareils avait tendance à être exclue des groupes de discussion, à table par exemple, voire à s'exclure d'elle-même. En plus, les repas sont pris collectivement, donc l'ambiance sonore devient vite difficile à supporter pour tous si tout le monde crie, soit parce qu'il ou elle entend mal et a du mal à ajuster le

volume de sa voix, soit pour que sa voix soit aussi forte que celle de son voisin ou de sa voisine».

Témoignage de Madame A., secrétaire :

«Lors des rendez-vous avec les résidents et leurs proches, il arrive souvent que nous devions répéter plusieurs fois une question voire passer par l'écrit pour se faire comprendre. Bien sûr, cela peut être source de malentendus et la conversation perd en fluidité, en clarté... ce qui est dommageable pour tout le monde, à commencer par le futur ou la future résidente qui peut déjà être stressée par ce gros changement de vie».

• 3.2 : LES ASSOCIATIONS ŒUVRANT POUR LE BIEN-ÊTRE ET L'AMÉLIORATION DE LA QUALITÉ DE VIE DES PERSONNES PRÉSENTANT UNE DÉFICIENCE AUDITIVE

La mission des associations de personnes malentendantes et devenues sourdes est d'accompagner celles et ceux qui sont touchés par le handicap auditif, ainsi que leurs proches. Elles organisent des rencontres pour permettre d'échanger entre elles et ont aussi pour mission de défendre les droits et les intérêts des personnes malentendantes en participant aux commissions d'accessibilité auditive. Ces associations contribuent aussi à l'amélioration de la qualité du sous-titrage télé, à la mise en place d'aides techniques comme la boucle magnétique (voir page 64) dans les cinémas, les salles de spectacle ou les guichets des administrations.

Voici des exemples d'**associations** œuvrant pour une meilleure qualité de vie des personnes présentant une déficience auditive, cette liste n'étant bien entendu pas exhaustive :

- **Le Bucodes SurdiFrance** : Le Bucodes (BUreau de COordination des Associations des DEvenus-Sourds et Malentendants) Surdifrance fédère plus de quarante associations avec 2500 adhérents.
  Maison des Associations du 18e arrondissement
  15, passage Ramey Boîte n° 83
  75018 Paris
  https://surdifrance.org/

- L'**ARDDS** (Association de Réadaptation et Défense des Devenus Sourds) regroupe une quinzaine de sections en France avec 700 adhérents.
  https://www.ardds.org/

– L'**ANPEDA** est l'Association Nationale des Parents d'Enfants Déficients Auditifs. https://anpeda-federation.fr/

– L'**UNANIMES** est une association dont les adhérents sont des associations qui militent pour toutes les formes de communication à la fois pour les sourds et les malentendants auprès de grandes entreprises privées et auprès des instances nationales. https://www.unanimes.fr/

– Le **CISIC**, centre d'information sur la surdité et l'implant cochléaire, rassemble 6000 membres, adultes implantés et parents d'enfants implantés. https://www.cisic.fr/

EN BREF

- Le suivi de la personne presbyacousique va comporter une dimension purement **médicale** : médecin ORL voire chirurgien ORL, médecin gériatre, médecin généraliste, neurologue…
- Il va souvent nécessiter l'intervention de **professionnels paramédicaux** et **autres professionnels de santé** : audioprothésiste, orthophoniste, psychologue, éventuellement psychomotricien, ergothérapeute, kinésithérapeute…
- Mais plus largement, si la personne vit en structure pour personnes âgées, **l'ensemble du personnel** doit être a minima sensibilisé, voire formé à l'attitude à adopter auprès d'un résident ou d'une résidente qui devient sourd(e).
- Des **associations** de personnes sourdes et devenues sourdes œuvrent pour un meilleur accompagnement de ceux qui présentent une presbyacousie ou un autre type de surdité.

• 3.3 : LES APPAREILS AUDITIFS ET AUTRES TECHNOLOGIES FAVORISANT L'ACCESSIBILITÉ

3.3.1 Les différents types d'appareils auditifs et leur fonctionnement

Un appareil auditif est un dispositif électronique sophistiqué, constitué de quatre composants principaux : un microphone, un amplificateur, un haut-parleur et des éléments de contrôle.

Le **microphone** capte les sons de l'environnement et les transforme en signaux électriques.

L'**amplificateur** (ou processeur) augmente la force des signaux électriques et réalise un traitement du son selon des algorithmes.

Le **haut-parleur** (ou écouteur) restitue le son amplifié vers le tympan.

Les **éléments de contrôle** permettent de procéder à certains ajustements (volume, programme d'écoute pour s'adapter aux conditions extérieures...).

Chaque type d'appareil auditif est adapté à des besoins spécifiques. De nombreux facteurs comme le type et le degré de surdité, le mode de vie, la fonctionnalité, l'esthétique ou encore le prix, en guideront le choix.

- **Le contour d'oreille** est composé d'un boîtier placé derrière l'oreille et relié par un tube à un embout situé dans le canal auditif. Ses avantages sont d'être puissant, simple d'utilisation, de pouvoir accueillir diverses fonctionnalités, dont la connectivité sans fil. Il s'adresse à des utilisateurs de tout âge et est adapté à toutes les pertes auditives, de légères à profondes.

- **Le contour d'oreille à micro déporté**, similaire au contour d'oreille avec l'écouteur placé directement dans le conduit auditif et relié au boîtier par un fil mince. Discret, il offre une bonne qualité sonore. Le fait qu'il puisse se porter avec des embouts standards qui sont aérés donnant une sensation d'oreille moins bouchée, apporte du confort à la personne qui le porte. De plus, il convient à la plupart des pertes auditives.

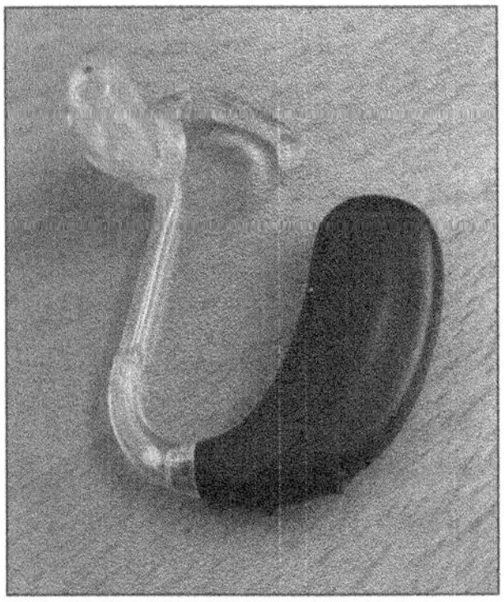

Figure 12 : Prothèse auditive de type contour d'oreille
© Catherine Rebière

- **L'intra-auriculaire** est fait sur mesure pour s'adapter entièrement au conduit auditif. Il est moins visible que le contour. Ses avantages : il offre un bon compromis entre performance et discrétion et convient à des pertes auditives légères à modérément sévères. Ces appareils sont réputés pour être un peu plus fragiles à manipuler que les contours d'oreille.

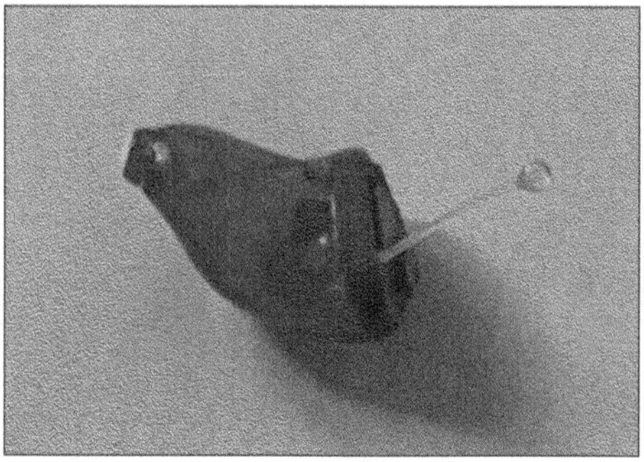

Figure 13 : Appareil auditif de type intra-auriculaire
© Catherine Rebière

Zoom sur les précautions d'usage et d'entretien des appareils auditifs

Quel que soit le type d'appareil auditif envisagé, voici quelques précautions à prendre :

- Pour qu'un appareil soit efficace, il doit être porté suffisamment longtemps. On considère qu'il faut en général au moins huit heures de port quotidien pour qu'un appareil auditif apporte une stimulation auditive efficiente.
- On estime que les effets bénéfiques commencent à être ressentis à partir d'une période de port de 6 semaines. C'est le temps nécessaire pour que le cerveau s'adapte (plasticité cérébrale).
- Les appareils auditifs nécessitent un nettoyage quotidien, car ils sont directement en contact avec la peau et subissent de fait la transpiration et le cérumen pour les embouts auriculaires. Pour ce faire, il faut frotter les appareils auditifs avec un produit approprié (pas d'alcool ou de dissolvant qui pourrait endommager la partie plastique), utiliser une petite brosse pour retirer le cérumen des embouts auriculaires, qui sont à rincer une fois par semaine avec de l'eau claire et un chiffon prévu à cet effet.

- Il importe de vérifier les entrées du micro et les petits orifices de ventilation qu'il faut brosser également afin qu'ils ne soient pas obstrués. Le séchage est une étape essentielle et presque « obligatoire » dès qu'il y a eu contact – volontaire ou non – avec de l'eau.
- En cas de forte pluie, les appareils auditifs sont à retirer et à conserver dans une boîte fermée et rigide, pour éviter que la partie en plastique ne s'use prématurément.
- En cas de dysfonctionnement ou de gêne (un sifflement par exemple) liée au port de l'appareil, celui-ci doit être rapporté à l'audioprothésiste : il se peut qu'un réglage soit nécessaire ou que l'appareil ait un problème technique, au niveau de la pile ou de l'embout par exemple.

Témoignage de Michel, 80 ans, qui porte un appareil auditif binaural (aux deux oreilles) :

« Je me suis fait appareiller à la demande de mon épouse, qui n'en pouvait plus de devoir répéter tout ce qu'elle me disait. J'ai mis plusieurs mois à me faire à cette idée et même si le temps d'adaptation aux appareils [auditifs] a été plus long que ce que je pouvais imaginer, je comprends à nouveau certaines conversations et fais beaucoup moins répéter les personnes qui m'entourent. Je ne reviendrais pas en arrière et regrette même de ne pas avoir fait évaluer mon audition plus tôt ! »

Le port d'un appareil auditif apporte le plus souvent une grande aide aux personnes presbyacousiques : 80 % des personnes appareillées se disent satisfaites de leur aide auditive, même s'il est important de garder en tête qu'une aide auditive ne résout pas tous les problèmes et nécessite un entretien ainsi que des réglages réguliers auprès d'un audioprothésiste. Il peut arriver que les appareils auditifs classiques ne suffisent pas, soit parce qu'ils ne sont pas adaptés, soit parce qu'ils ne permettent pas une amplification satisfaisante des restes auditifs, soit parce que la surdité est trop importante.

• Les appareils auditifs à conduction osseuse :

Ils sont destinés à des personnes ne pouvant pas bénéficier d'appareils auditifs traditionnels. Ils transmettent le son par vibration directe des os du crâne. Ils sont prescrits pour des personnes adultes ou enfants qui ont des problèmes de conduits auditifs ou des malformations de l'oreille.

• L'implant cochléaire :

C'est un **dispositif médical** destiné à restaurer l'audition. Il n'y a pas de limite d'âge à l'implantation. L'implant cochléaire s'adresse aux personnes atteintes d'une perte d'audition sévère à profonde qui comprennent difficilement la parole avec leurs prothèses auditives. Il ne fonctionne pas comme les appareils auditifs classiques qui amplifient les restes auditifs. Le **principe** de l'implant cochléaire est de « remplacer » les différentes parties de l'oreille en stimulant directement les fibres du nerf auditif par des impulsions électriques.

L'implant cochléaire comporte **deux parties** qui ne peuvent fonctionner l'une sans l'autre. La *partie externe*, amovible, est portée derrière l'oreille. Elle comprend le processeur vocal qui capte les sons par ses microphones puis les analyse et une antenne aimantée qui sert à communiquer au travers de la peau avec la partie interne. La *partie interne*, l'implant à proprement parler, reçoit les informations de la partie externe et envoie les impulsions électriques au nerf auditif via des électrodes implantées dans la cochlée, l'organe clé de l'audition.

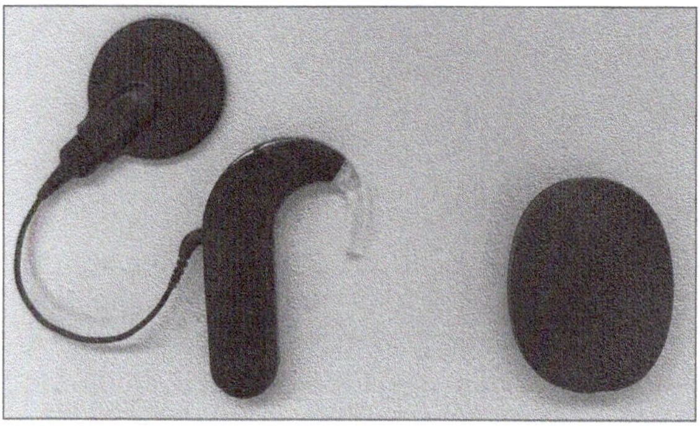

Figure 14 : *À gauche :* Processeur d'implant cochléaire de type contour d'oreille. *À droite :* Processeur d'implant cochléaire de type bouton qui se place directement sur le côté de la tête en arrière de l'oreille.
© Catherine Rebière

Un bilan pré-implantation est réalisé dans un centre d'implantation cochléaire. Une évaluation psychocognitive est préconisée pour certaines personnes âgées, car l'effort d'adaptation engendré par l'implant est souvent important et peut faire accroître la fatigue de façon significative.

La **pose d'un implant cochléaire** nécessite une *intervention chirurgicale* sous anesthésie générale. Cette opération, d'une durée approximative de deux heures, consiste à insérer la partie interne de l'implant. La partie externe (le processeur) est activée quelques jours après l'intervention au centre d'implantation.

Une période d'adaptation, de réglages et de rééducation orthophonique est indispensable pendant au moins un an pour tirer pleinement profit de l'implant cochléaire, et permettre au cerveau de s'habituer à ces nouvelles perceptions.

Chez l'adulte, le résultat attendu est une compréhension normale de la parole dans le calme sans lecture labiale. La majorité des patients parviennent à téléphoner, en revanche, la compréhension dans le bruit ou l'écoute de la musique reste généralement difficile.

Témoignage de René, 75 ans, porteur d'un implant cochléaire depuis 13 mois :

« J'ai été contraint de me faire poser un implant cochléaire, car j'ai l'audition très abîmée par mon ancien travail dans le gros œuvre et les travaux publics. J'ai été régulièrement exposé à des bruits très forts, presque douloureux, comme ceux du marteau-piqueur. Le soir, quand je rentrais chez moi, je n'arrivais plus ni à regarder la télévision ni à participer à un repas de famille, tellement le moindre bruit m'était insupportable. Mon audition a été d'autant plus vite abîmée en vieillissant, et aujourd'hui, je me rends compte que j'entends très mal. Après un bref essai d'appareils auditifs qui n'a pas montré de grande amélioration, j'ai fini par accepter la solution de l'implant cochléaire. Au début, j'étais très effrayé à l'idée d'avoir en permanence quelque chose de fixé sur le crâne, mais petit à petit, je m'y suis fait et il m'arrive même d'oublier à présent que je porte mon implant. Je suis maintenant très heureux de réentendre des petits bruits que je n'avais pas entendus depuis des années, comme le bruit des gouttes de pluie, le pépiement des oiseaux ou encore la voix de mes petits-enfants ! »

Témoignage de Nathalie, 50 ans, porteuse d'un implant cochléaire :

« Je suis implantée depuis quatre mois. J'ai eu des débuts difficiles parce que je pensais avoir une belle compréhension immédiatement. Ce ne fut pas le cas. Je pensais aussi pouvoir me passer des séances d'orthophonie. J'avais tort !

J'ai démarré les séances d'orthophonie cinq semaines après l'activation de l'implant, j'ai commencé dès lors à reprendre courage. Grâce à elle, je progresse chaque jour un peu plus. Elle analyse mes difficultés et sait comment m'aider à les surmonter. Elle comprend mes limites et m'accompagne pour les dépasser. »

3.3.2 La connectivité

Grâce au développement des nouvelles technologies et à l'évolution des usages, les appareils auditifs deviennent de véritables objets connectés. La connectivité offre la possibilité d'avoir accès directement et sans fil à différentes sources sonores (téléphone portable, ordinateur, télé…), ce qui représente un confort de vie pour les utilisateurs (d'appareils auditifs).

Les boucles à induction magnétique (BIM) :

Il s'agit d'un système de transmission audio utilisant le champ magnétique. Le son est amplifié et transmis directement à la personne, au niveau de son appareillage auditif (prothèse auditive ou implant cochléaire).

Le but de cet équipement est de venir en aide à la personne présentant une perte auditive importante, afin d'augmenter sa compréhension dans des contextes parfois difficiles (distance avec le locuteur lors d'une conférence par exemple, bruit dans la salle…).

Il existe des boucles magnétiques fixes, d'autres mobiles. La BIM est incluse dans certains appareils auditifs. Il faut se renseigner auprès de son audioprothésiste pour savoir si les appareils qu'il propose sont dotés de ce système et aussi lui demander de l'activer. Les boucles magnétiques sont en général utilisées pour des événements organisés dans des Établissements Recevant du Public (ERP), pour des spectacles, la projection de films, des conférences… Malheureusement, toutes les salles n'en sont pas équipées. Celles qui le sont affichent le plus souvent ce logo :

Figure 15 : Logo indiquant qu'une salle dispose d'une boucle à induction magnétique.

Témoignage de Violaine, 59 ans, qui présente une presbyacousie précoce et utilisatrice régulière d'une boucle à induction magnétique :

« Je suis malentendante depuis l'âge de 40 ans environ. Étant journaliste, je concevais difficilement de poursuivre mon activité professionnelle avec une perte auditive. Mon travail, c'est d'être sur le terrain. En situation duelle, j'arrive à compenser mes difficultés de compréhension surtout depuis que j'ai pu renforcer mon apprentissage de la lecture labiale, mais je restais très gênée dans les conférences de presse, étant souvent placée loin de la personne qui prend la parole et la lecture labiale m'étant impossible à une telle distance. Depuis que j'ai pu expérimenter les boucles à induction magnétique, mon quotidien professionnel est vraiment facilité. Comme mon appareil auditif est compatible avec l'utilisation d'une boucle magnétique, il suffit que je bascule sur un programme particulier pour entendre directement le locuteur dans mon appareil, supprimant ainsi tous les bruits autour : bruits de la circulation ou celui des autres personnes assistant à la conférence de presse… Non seulement je comprends beaucoup mieux ce qui est dit, mais je suis beaucoup moins fatiguée par les efforts de compensation que je devais faire ».

Le Bluetooth® : c'est une technologie de communication sans fil qui assure le transfert des données entre deux appareils électroniques ou plus, sans utiliser de câbles, jusqu'à 10 mètres de portée. Les appareils auditifs dotés du Bluetooth peuvent se connecter à distance avec les smartphones, les tablettes, les ordinateurs, la télévision. Il est donc possible de se connecter sans fil à la télévision : cela permet de la regarder au volume de son choix, tandis que les autres membres de la famille choisissent leur propre volume. Les appareils auditifs Bluetooth® fonctionnent comme des écouteurs de haute qualité. Téléphoner est facilité par la connectivité Bluetooth®.

3.3.3 Les aides techniques

La **transcription simultanée** : son principe est de transcrire les propos des intervenants, à l'écrit, de façon quasiment simultanée et dans leur intégralité. La transcription simultanée peut être indispensable pour les personnes présentant une surdité importante ou en l'absence de boucles magnétiques, leur assurant alors une certaine autonomie dans les actes de la vie quotidienne. La transcription se fait de façon collective (si le texte apparaît sur un écran visible par le public), ou individuellement (sur son ordinateur ou son téléphone mobile). Elle peut être réalisée de différentes manières : le texte est transcrit en simultané soit par une personne dont c'est le métier (transcripteur), soit par un logiciel de reconnaissance vocale par exemple.

Zoom sur la transcription simultanée du point de vue de la loi du 11 février 2005 pour l'égalité des droits et des chances

L'article 78, loi n° 2005-102 du 11/02/05, précise :

Dans leurs relations avec les services publics, qu'ils soient gérés par l'État, les collectivités territoriales ou un organisme les représentant, ainsi que par des personnes privées chargées d'une mission de service public, les personnes déficientes auditives bénéficient, à leur demande, d'une traduction écrite simultanée ou visuelle de toute information orale ou sonore les concernant selon des modalités et un délai fixés par voie réglementaire. Le dispositif de communication adapté peut notamment prévoir la transcription écrite (...).

Témoignage de Jean-Pierre, 61 ans, utilisateur régulier de transcription simultanée dans le cadre de son activité professionnelle :

« Je présente une perte auditive légère certainement liée à des facteurs biologiques, car dans ma famille, tout le monde a commencé à perdre son audition assez tôt. Étant encore en activité, j'ai décidé de passer à la transcription simultanée pour l'ensemble des entretiens d'embauche que je dois faire passer, afin d'éviter de faire répéter, de me fatiguer et de comprendre parfois de travers comme cela m'arrivait souvent. J'ai trouvé une application de transcription vocale sur mon smartphone qui me permet de transcrire quasiment en simultané les propos de mes interlocuteurs. Il arrive que la transcription comporte quelques erreurs, mais globalement, le résultat est très satisfaisant ».

Le sous-titrage pour sourds et malentendants (ST SM) est un système fréquemment utilisé pour faciliter la compréhension de programmes télévisés par exemple. Son principe est simple : afficher en bas de l'écran le texte prononcé à l'écran, de façon la plus instantanée possible.

C'est l'Arcom (Autorité de régulation de la communication audiovisuelle et numérique), née de la fusion du Conseil supérieur de l'audiovisuel (CSA) et de la Haute Autorité pour la diffusion des œuvres et la protection des droits sur Internet (Hadopi), qui est chargée de veiller à la qualité de l'accessibilité des programmes numériques. « Toute chaîne dont l'audience annuelle dépasse 2,5 % de l'audience totale des services de télévision doit proposer des dispositifs adaptés pour permettre aux personnes sourdes ou malentendantes d'accéder aux programmes » (site du CSA[15]).

Témoignage de Claude, 72 ans, utilisatrice régulière de sous-titrage pour sourds et malentendants :

« J'ai commencé à mettre les sous-titres pour sourds et malentendants quand j'ai commencé à avoir des plaintes de mes voisins par rapport au volume de mon poste de télévision. J'ai d'abord essayé de changer celui-ci de place, mais apparemment, le volume sonore restait trop haut pour les personnes de mon voisinage. J'ai fini par baisser le son en dessous du niveau auquel moi j'entends, et la mise en place de sous-titres m'est d'une grande aide pour ne rater aucun mot des dialogues par exemple dans un film ou d'une phrase dans un documentaire. C'est un vrai gain de confort pour moi… et pour mes voisins ! »

Les accessoires spécifiques :

Pour compenser la perte auditive, il est possible d'adapter certains appareils de la vie quotidienne pour des personnes présentant une perte auditive. Par exemple, une vibration est rajoutée à un coussin pour servir de *réveil*, afin qu'il procure des indices francs pour percevoir un son. C'est aussi parfois le cas d'une *alarme*, d'une *sonnette* ou d'un *détecteur de fumée* avec un flash lumineux incorporé. Certains téléphones fixes ou mobiles adaptés aident aussi à la compensation d'une surdité légère par une simple *amplification auditive*. L'utilisation du *vibreur* s'avère souvent utile également. Parmi les autres accessoires ou équipements spécifiques, on peut également citer le *port de casques* pour la télévision ou les *applications pour smartphones* qui permettent aux personnes sourdes ou malentendantes de sous-titrer en temps réel des échanges verbaux sur leur smartphone, tablette et ordinateur.

Témoignage de Christiane, 70 ans, malentendante, porteuse d'une prothèse auditive et utilisatrice d'un réveil avec coussin vibrant :

« Je me suis rendu compte que ma surdité commençait à être gênante non seulement pour échanger avec d'autres personnes, mais aussi pour réaliser des choses du quotidien, comme me réveiller le matin. Étant insomniaque,

15. https://www.csa.fr/Mes-services/Foire-aux-questions/Proteger/L-accessibilite-des-programmes-aux-personnes-souffrant-de-deficience-auditive-ou-visuelle/Pourquoi-tous-les-programmes-ne-sont-ils-pas-sous-titres-a-la-television
Page consultée le 15.08.24.

il m'arrive souvent de me rendormir en fin de nuit et quand j'ai des rendez-vous médicaux en début de matinée, je crains toujours de ne pas me réveiller à temps. L'utilisation d'un réveil avec coussin vibrant m'a permis d'être plus sereine par rapport au réveil».

• 3.4 : LES AIDES À LA COMMUNICATION

3.4.1 La lecture labiale

Porter des aides auditives permet d'entendre les sons et la parole plus facilement. Mais le contact visuel peut faciliter énormément la compréhension, comme le montre le fait de lire sur les lèvres de la personne qui parle. Même les personnes sans déficit auditif utilisent la lecture labiale et le langage du corps lorsqu'elles communiquent. Certaines situations de communication restent difficiles pour une personne porteuse de prothèses auditives. Parmi elles, la difficulté pour comprendre des personnes dans un environnement bruyant, notamment lorsque plusieurs personnes parlent en même temps. Si les difficultés de compréhension persistent alors que la personne est appareillée, l'ORL ou l'audioprothésiste est en mesure d'indiquer l'apprentissage d'une aide à la communication, comme la lecture labiale. Cet apprentissage se fait la plupart du temps soit auprès d'un orthophoniste (en rééducation individuelle ou en groupe), soit auprès d'associations de personnes malentendantes et devenues sourdes, dont on trouvera les coordonnées auprès des antennes locales de l'Association de Réadaptation et Défense des Devenus Sourds (ARDDS) par exemple.

La lecture labiale consiste à lire sur les lèvres d'une personne qui vous parle. Spontanément, nous avons tous développé cette capacité, plus ou moins consciemment et avec plus ou moins d'efficacité. Dans le cadre d'une rééducation orthophonique, cette faculté de lire sur les lèvres pourra être développée et/ou renforcée afin d'en faire un outil d'aide à la compréhension, seul ou en complément d'autres aides. D'un point de vue plus «technique», l'orthophoniste va montrer quels mouvements labiaux correspondent aux différentes voyelles et consonnes, ce qui permettra à la personne malentendante de compléter ses manques auditifs par des informations visuelles. De ce fait, la personne va apprendre à rendre les informations auditives (parole) et visuelles (mouvements des lèvres) qu'elle perçoit lorsqu'on lui parle, complémentaires. Par exemple, les sons «p», «b» et «m» sont produits par un mouvement d'explosion des lèvres assez caractéristique, qui est simple à repérer dans un mot donné.

Pour faciliter la lecture labiale, il faut cependant que certaines conditions liées à la personne, à l'interlocuteur et à l'environnement soient réunies :

- La personne qui lit sur les lèvres doit avoir une vue suffisamment bonne et des capacités d'attention et d'analyse satisfaisantes.
- La personne qui parle doit éviter de parler trop lentement ou trop vite : dans les deux cas, cela n'est pas aidant pour la personne qui lit sur les lèvres ; le port d'une moustache ou d'une barbe peut également être une gêne pour la personne qui cherche à lire sur les lèvres ; enfin, le fait d'être familier de la personne présentant une presbyacousie est une aide pour la personne qui lit sur les lèvres.
- La distance entre les personnes qui se parlent doit être comprise entre un et deux mètres, la personne qui parle doit éviter d'être à contre-jour ou dans un endroit trop ou insuffisamment éclairé ; idéalement, son visage doit être de face ou de trois quarts par rapport à la personne qui lit sur ses lèvres.

Témoignage de Nicole, devenue sourde et stagiaire régulière de sessions d'apprentissage de lecture labiale :

« La lecture labiale est devenue une pratique incontournable dans ma vie quotidienne : malgré le port de prothèses auditives, je continuais à être très gênée pour suivre les conversations à plusieurs au restaurant : souvent, ma compréhension s'arrête à la personne située à côté ou en face de moi, et encore, pas toujours ! Lire sur les lèvres me permet d'éviter ce que j'appelle les "bugs" de compréhension quand on me parle : j'ai la sensation d'entendre la conversation et d'un coup, je me rends compte qu'un mot (que je pense avoir entendu) n'a rien à voir avec le reste. Je me focalise alors sur ce mot et j'ai beaucoup de mal à reprendre la suite de la conversation. Très souvent, ce mot mal perçu ne se distingue que d'un son du mot réellement prononcé. La lecture labiale m'aide souvent à corriger ces erreurs de perception, mais avant que je puisse vraiment m'en servir, j'ai dû suivre de nombreuses séances d'orthophonie. Et régulièrement, je fais des piqûres de rappel de lecture labiale en suivant un stage dans une association de personnes malentendantes et devenues sourdes ».

Témoignage de Mélanie, 47 ans :

« Suite à une perte d'audition bilatérale due à une maladie de Ménière, je consulte une orthophoniste, pour la deuxième année. Durant les séances, je m'entraîne à la lecture labiale afin d'améliorer ma compréhension des conversations, notamment dans des environnements bruyants. Cette démarche me

permet de compenser les difficultés auditives que je rencontre et d'aborder les échanges avec plus de confiance. J'apprécie particulièrement la bienveillance et la patience avec lesquelles je suis accompagnée. Grâce à ces séances, je me sens plus à l'aise dans mes interactions sociales et professionnelles. Le travail en lecture labiale a un impact réel sur ma qualité de vie, renforçant mon autonomie, mon intégration au quotidien et ma confiance en moi».

LE SAVIEZ-VOUS ?

Une étude réalisée en 2012 par Lander et Capek[16] montre que le port de rouge à lèvres peut être aidant pour améliorer la lecture sur les lèvres. En effet, porter du rouge à lèvres augmente le contraste entre les lèvres et la peau de l'interlocuteur, ce qui permet de capter davantage l'attention de la personne lisant sur les lèvres.

3.4.2 La Langue française Parlée Complétée (LfPC)

La Langue française Parlée Complétée (**LfPC**) est un codage visuel de la parole : ce n'est donc pas une langue à part entière. Elle rend la langue française orale accessible aux enfants, jeunes et adultes sourds. Elle utilise un code manuel visuel qui permet de différencier les divers sons de la langue française ainsi que les confusions liées à la lecture sur les lèvres (ou lecture labiale). Son but est de favoriser la réception et de fait la compréhension de la parole, en y associant des mouvements de mains (appelés des «clés»). Avec ce code, la langue française (ou quelle que soit la langue codée) est perçue en totalité malgré une défaillance de l'audition.

16. Lander K. & Davies R. (2008). *Does face familiarity influence speechreadability ? The quarterly journal of experimental psychology, 61(7)*, 961-967.

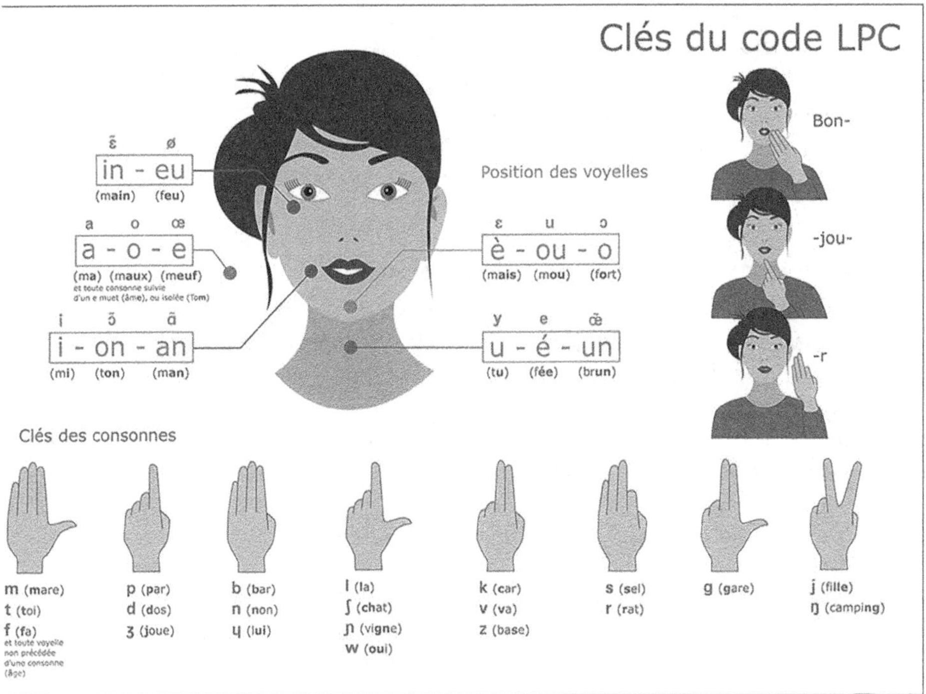

Figure 16 : Les clés du code LfPC
© Association nationale pour la promotion et le développement de la Langue française Parlée Complétée (ALPC).

Attention : la LfPC ne doit pas être confondue avec la Langue des Signes Française (**LSF**). La LSF est une langue à part entière, pratiquée par une partie des sourds et de leurs proches.

• 3.5 : LA PRISE EN SOIN ORTHOPHONIQUE

En plus d'un apprentissage de la lecture labiale, l'orthophoniste apporte d'autres types d'aides comme une **stimulation auditive** ou une **rééducation auditivo-cognitive**, pour contribuer à ce que la prothèse auditive offre le plus grand bénéfice à la personne.

En effet, rendre plus fonctionnelle la communication orale d'une personne qui vient de se faire appareiller passe non seulement par un travail sur la compréhension, mais aussi par un travail plus global autour de la perception des sons, de leur détection jusqu'à leur interprétation. Cela suppose de réussir à comparer des sons entre eux, de les localiser… tout ce dont on peut avoir besoin dans la vie quotidienne. La compréhension d'une conversation faisant appel à des capacités cognitives élaborées (comme l'attention, la mémoire et le langage), celles-ci ont également besoin d'être stimulées pour que les exercices se rapprochent au mieux de ce qu'une personne présentant une presbyacousie vit au quotidien.

Témoignage de Madame M., orthophoniste :

« Je travaille auprès de nombreuses personnes présentant une perte auditive, principalement des adultes. Elles viennent en général réaliser un bilan orthophonique sur conseil d'un ORL ou d'une équipe d'implantation pour la pose d'implants cochléaires, afin que les appareillages auditifs puissent être optimisés. J'apprécie de recevoir les personnes avant la pose de leur appareillage : cela me permet de prendre conscience de leur niveau actuel de compétences conversationnelles, et de pouvoir évaluer quels moyens de compensation ont été mis spontanément en place. Nous parlons également des attentes autour de l'appareillage. En post-implantation, nous travaillons en partenariat avec l'audioprothésiste pour stimuler progressivement des sons de la langue ainsi que des bruits, afin d'améliorer leur perception, leur identification et leur localisation. Il s'agit de séances souvent fatigantes, car elles demandent à la personne une attention importante. Nous travaillons également en parallèle la lecture labiale, ainsi que des exercices de langage et de mémoire, à travers des phrases à compléter, des exercices de définition de mots ou encore la mémorisation d'une liste de courses. Le but étant de rester le plus proche possible des besoins de la personne dans son quotidien ».

• 3.6 : L'ACCOMPAGNEMENT PSYCHOLOGIQUE

Un autre type d'aide à laquelle on ne pense pas toujours spontanément lorsqu'on perd son audition est une aide psychologique. Perdre son audition est synonyme de bouleversements importants dans sa vie : difficultés de communication qui amènent parfois à des conflits, mise en retrait plus ou moins à l'initiative de la personne présentant une perte auditive, évitement de nombreux temps collectifs (évitement des repas de famille ou à des réunions en équipe dans le cadre d'une activité professionnelle). Ressentir son corps comme moins « fiable » qu'avant, dire que l'on est sourd ou encore demander de l'aide par moments peut être délicat à accepter.

Témoignage de Sandra, 51 ans, presbyacousique :

« Apprendre que j'étais malentendante et comprendre que j'allais sûrement devenir sourde plus tôt que les personnes autour de moi a été au départ assez angoissant. J'avais peur pour ma vie de famille, mais aussi pour ma vie sociale et ma vie professionnelle. Mon entourage se voulait compréhensif, mais il ne leur était pas toujours facile de comprendre ce que je ressentais et ce que je vivais au quotidien. L'accompagnement psychologique m'a permis d'avoir un lieu où "déposer" tout cela et d'avancer pas à pas dans l'acceptation de mes difficultés. Je me rends compte qu'au final, les choses ne sont pas si "linéaires" que je l'avais imaginé, que j'ai des phases avec des hauts et des bas et que plus je suis fatiguée ou stressée, plus je ressens fortement les effets de ma perte auditive. J'essaie de travailler aussi sur ce point avec la thérapeute qui me suit, d'autant plus que j'ai un poste à haute responsabilité où je me sens facilement en surmenage. Mais à présent, c'est ma santé qui passe avant ».

4

La question du financement – Les aides existantes

Les appareils auditifs et leurs accessoires sont remboursés sur prescription médicale par l'Assurance Maladie et la complémentaire santé (mutuelle). Avec le dispositif « **100 % Santé** »[17], il est possible désormais de bénéficier d'aides auditives remboursées sans reste à charge.

Vous trouverez des photos d'appareils auditifs aux pages 59, 60 et 62.

LE SAVIEZ-VOUS ?

Lors d'un premier rendez-vous, l'audioprothésiste évalue la gêne, les besoins et la motivation de la personne. Il réalise également différentes mesures de l'audition, évalue la tolérance aux sons forts ou encore les capacités de compréhension. Par la suite, il va établir sa proposition d'équipement. Sur un devis détaillé et normalisé où sont précisées les prestations d'adaptation et de suivi. Le professionnel suggère aussi de réaliser un essai de l'appareil pendant 30 jours.

Zoom sur la prescription des appareils auditifs pour adultes

Pour un premier équipement, l'ordonnance doit être délivrée par un médecin ORL. Les médecins généralistes ont le droit de prescrire des appareils auditifs uniquement dans le cas d'un renouvellement. Le renouvellement de la prise en charge d'une aide auditive ne peut intervenir qu'après une période de 4 ans.

• 4.1 : LES DEUX CATÉGORIES D'AIDES AUDITIVES

Depuis la réforme 100 % santé, les personnes ont désormais la garantie d'une prise en charge intégrale de certains appareils auditifs. Il existe désormais deux types d'équipement : la catégorie I et la catégorie II. Seuls ceux de

17. https://sante.gouv.fr/systeme-de-sante/100pourcent-sante/

la première catégorie ou appartenant aux « paniers de soins 100 % santé »[18] sont pris en charge intégralement. Attention, les assistants d'écoute ou amplificateurs auditifs, vendus sans réglages en pharmacie, ne sont pas concernés par cette réforme.

Les aides auditives de catégorie I qui composent l'offre 100 % Santé sont remboursées intégralement : ce sont des équipements d'entrée de gamme de qualité. Cette offre d'appareils auditifs doit permettre à l'assuré de disposer d'un équipement qui assure les fonctions essentielles d'une aide auditive numérique. Ils doivent répondre à certains critères de qualité et ainsi posséder une amplification sonore minimum de 30 dB et a minima 12 canaux de réglage. Ils doivent également proposer au moins 3 des options suivantes :

- Système anti-acouphènes.
- Connectivité sans fil.
- Directivité microphonique adaptative.
- Réducteur de bruit du vent.
- Fonction d'apprentissage de sonie.
- Synchronisation binaurale.
- Système anti-réverbération.
- Bande passante élargie ≥ 6 000 Hz.

Sont associées des prestations de suivi au moins deux fois par an, 30 jours d'essai avant l'achat, ainsi que 4 ans de garantie. Ces aides auditives offrent des performances satisfaisantes dans les environnements calmes et conviennent en général pour les personnes souffrant de troubles de l'audition légers à sévères.

Les aides auditives de catégorie II, en dehors du 100 % Santé : ce sont des dispositifs médicaux à prix libres, c'est-à-dire fixés par l'audioprothésiste, pour lesquels il faudra payer un reste à charge dont le montant peut varier selon votre contrat de mutuelle. Il s'agit d'équipements de dernière génération, plus performants grâce à une qualité sonore optimale et des fonctionnalités avancées. Leur large gamme s'adapte à tout type de perte auditive, de la plus légère à la plus sévère. Cette technologie permet au porteur d'évoluer dans les milieux sonores complexes. Une personne portant ce type d'appareil pourra bénéficier de système de réducteurs de bruits, ce qui sera appréciable dans les environnements bruyants comme les restaurants ou les repas de famille.

18. https://sante.gouv.fr/systeme-de-sante/100pourcent-sante/100-sante-audiologie/article/le-panier-de-l-offre-100-sante-audiologie

Ces deux catégories proposent un large choix de modèles : contours d'oreille (derrière l'oreille), mini-contours (avec microphone déporté dans l'oreille, nommé RITE) et les intra-auriculaires (dits aussi « invisibles »).

• 4.2 : LA PRISE EN CHARGE FINANCIÈRE DES AIDES AUDITIVES CONVENTIONNELLES

Pour des aides auditives de catégorie I : leur prix est actuellement[19] plafonné à 950 € par oreille. Ils sont remboursés *intégralement* par la Sécurité sociale et la mutuelle. Ils sont accessibles à tous les assurés avec un reste à charge nul, sous réserve d'une complémentaire santé couvrant le 100 % Santé.

Pour des aides auditives de catégorie II : le taux de remboursement de l'Assurance Maladie est à ce jour[20] de 60 % d'un tarif de base de 400 € (soit 240 € par appareil). Le montant remboursé va dépendre de son contrat de mutuelle. Pour cela, il est conseillé de bien se renseigner auprès de sa mutuelle afin de connaître son reste à charge.

Les données sur le remboursement des aides auditives présentées ici peuvent évoluer en fonction des réformes à venir de notre système de santé.

Des demandes d'aide au financement complémentaire peuvent être faites auprès de la MDPH (Maison Départementale des Personnes Handicapées).

Si vous travaillez, vous pouvez également effectuer une demande d'aide auprès de l'AGEFIPH (Association de Gestion du Fonds pour l'Insertion Professionnelle des Personnes Handicapées)[21] ou de la FIPHFP (Fonds pour l'insertion des personnes handicapées dans la fonction publique)[22].

19. Au jour où cet ouvrage est édité (tarif en vigueur en mars 2025) : https://www.ameli.fr/assure/remboursements/rembourse/soins-protheses-dentaires-optique-audition/protheses-auditives

20. Au jour où cet ouvrage est édité (tarif en vigueur en mars 2025).

21. https://www.agefiph.fr/aides-handicap/aide-protheses-auditives

22. https://www.fiphfp.fr/employeurs/nos-aides-financieres/catalogue-des-interventions/protheses-auditives

• 4.3 : LA PRISE EN CHARGE FINANCIÈRE DES IMPLANTS COCHLÉAIRES

Le coût global de l'implant cochléaire, estimé aux alentours de 30 000 €, comprend les bilans pré-opératoires, l'opération, l'implant lui-même et la prise en charge post-opératoire (réglages et rééducation orthophonique). Ce coût est pris en charge pour les personnes bénéficiant des prestations de la Sécurité sociale. L'existence d'une affection longue durée (dite « ALD ») donne droit à la suppression de la participation de l'assuré (pas de frais à avancer). La prise en charge des implants se fait uniquement sur prescription médicale. Chaque porteur d'implant cochléaire bénéficie également de deux forfaits annuels pour la prise en charge au moins partielle par l'assurance maladie de certaines dépenses liées à l'implant cochléaire (les piles, les accessoires, l'entretien et le renouvellement de la partie externe).

• 4.4 : LA MAISON DÉPARTEMENTALE DES PERSONNES HANDICAPÉES (MDPH) OU MAISON DÉPARTEMENTALE DE L'AUTONOMIE (MDA)

Pour s'informer sur les aides possibles, il est fortement conseillé de contacter la Maison Départementale des Personnes Handicapées (MDPH) dénommée également Maison Départementale de l'Autonomie (MDA) selon les départements. Il s'agit d'un lieu unique exerçant une mission d'accueil, d'information, d'accompagnement et de conseil des personnes handicapées et de leur famille, ainsi que la sensibilisation de tous les citoyens au handicap. En pratique vous pouvez demander à la MDPH ou MDA, selon le taux d'incapacité :

- Une Carte Mobilité Inclusion (CMI)[23] qui existe sous trois types : la CMI ***stationnement*** (pour se garer gratuitement), la CMI ***priorité*** (afin d'éviter les files d'attente ou d'avoir une place assise) et la CMI ***invalidité*** (destinées aux personnes dont la perte d'autonomie est importante). Cette dernière offre les mêmes avantages que la CMI priorité, avec, notamment, des réductions dans les transports et des avantages fiscaux.
- Une Reconnaissance de Qualité de Travailleur Handicapé (RQTH) : elle permet de bénéficier de mesures permettant de trouver un emploi ou de le conserver en tenant compte du handicap auditif.
- Une Prestation de Compensation du Handicap (PCH) : cette aide financière est destinée à compenser la perte d'autonomie des personnes en

23. https://handicap.gouv.fr/la-carte-mobilite-inclusion-questionsreponses

situation de handicap dans la vie quotidienne, y compris la vie sociale. Elle est versée par votre conseil départemental (votre département).
- Une Allocation d'Adulte Handicapé (AAH) : cette aide financière garantit aux personnes handicapées un revenu minimal d'existence pour faire face aux dépenses de la vie courante.

Cette liste des aides n'est pas exhaustive, le mieux est de vous rendre sur place ou de consulter le site internet de la MDPH ou de la MDA de votre département.

Zoom sur la PCH et la PCH surdité[24]

La **prestation de compensation du handicap (PCH)** est une aide financière destinée à compenser la perte d'autonomie des personnes en situation de handicap dans la vie quotidienne, y compris la vie sociale. Elle est versée par le département. Celle-ci vient dédommager sous conditions, certaines charges liées à un besoin d'aide humaine ou d'aides techniques, un besoin d'aménagement du logement ou du véhicule, ou encore des surcoûts liés aux transports par exemple.

Le **forfait surdité** est une aide financière disponible dans le cadre de la prestation de compensation du handicap (PCH) en France. Cette aide aux personnes sourdes ou malentendantes a pour objectif de couvrir leurs besoins quotidiens en termes d'accompagnement humain et prend la forme d'une allocation forfaitaire, qui correspond à un nombre d'heures d'assistance.

Pour bénéficier du **forfait surdité de la PCH**, vous devez :
- Être éligible à la PCH[25].
- Avoir une perte auditive moyenne supérieure à 70 dB et avoir recours à une aide humaine pour la communication, qui peut-être une personne qui transcrit en langue des signes française (LSF) ou une personne qui fait de la transcription écrite (ou toute autre méthode de communication nécessitant une tierce personne).

24. https://www.monparcourshandicap.gouv.fr/aides/les-3-forfaits-de-la-pch-surdite-cecite-et-surdicecite

25. https://www.service-public.fr/particuliers/vosdroits/F14202

5

Les questions que vous vous posez sur la presbyacousie

Question 1

« Je vis auprès d'une personne qui devient sourde. Qu'est-ce que je peux faire ? »

Quand une personne perd l'audition, son entourage est également concerné : non seulement la personne présentant une déficience auditive est gênée dans sa communication auprès des autres, mais c'est aussi la façon dont elle va appréhender son environnement qui change. Les difficultés de compréhension de la parole peuvent être source de conflits au sein du couple, entre parents et enfants ou avec l'entourage familial ou social : le fait de ne pas entendre toutes les conversations amène à des malentendus, les demandes de répétition peuvent être fatigantes pour les interlocuteurs privilégiés de la personne malentendante. Il y a également le fait de ne plus supporter certains bruits (phénomène d'hyperacousie). De même, les acouphènes fréquents sont source de grande fatigue, d'irritabilité et peuvent induire des changements de comportement ; les proches sont en première ligne.

Témoignage de Sylvie (57 ans), compagne de Jean-Marc (62 ans), porteur d'une prothèse auditive binaurale :

« C'est moi qui ai incité Jean-Marc à parler de ses problèmes d'audition à notre médecin de famille, car à un moment donné, j'en ai eu marre de devoir répéter tout ce que je disais, d'avoir toujours l'impression de crier même en étant à un mètre de mon compagnon ! Le médecin généraliste a demandé à Jean-Marc qu'il consulte un spécialiste. Le médecin ORL a posé le diagnostic de presbyacousie et a proposé à mon compagnon qu'il se fasse appareiller. D'abord réticent, mon compagnon a finalement consenti à tester une prothèse à chaque oreille pendant un mois. Il s'est alors rendu compte des bruits qu'il n'entendait plus. Par contre, certains bruits étaient devenus trop forts. L'audioprothésiste lui a alors conseillé un autre type d'appareillage auditif, plus perfectionné, capable d'analyser plus finement les bruits à amplifier et ceux qui ne doivent pas l'être. Un exemple qui m'a marquée, ça a été la chasse d'eau : Jean-Marc ne supportait plus qu'on la tire tellement son bruit lui paraissait fort ! ».

Question 2

« Dans le quotidien, qu'est-ce qui change quand on devient sourd(e) ? »

Outre les conséquences de la presbyacousie sur les relations familiales, sociales ou encore professionnelles de nombreuses informations de notre environnement passent par le canal auditif : messages diffusés dans les gares, les appels téléphoniques importants... Si des alternatives existent, l'aide proposée n'est pas forcément connue ou adaptée. Par ailleurs, il est essentiel de garder en tête que le fait de « tendre l'oreille » ou encore de lire sur les lèvres demande beaucoup de concentration : cela peut causer de la fatigue et un déficit d'attention.

Question 3

« J'ai l'impression que mon conjoint n'entend que ce qu'il veut. »

Il est primordial de ne pas oublier que **la personne qui présente une perte auditive ne fait ni « exprès » ni « semblant »** de ne pas comprendre ce qu'on lui dit : la surdité est un handicap qui ne se voit pas... mais dont les conséquences sont pourtant bien réelles ! Pour que la communication se passe mieux, il est important de s'assurer que la personne est bien en train de nous regarder au moment où on lui parle et, bien sûr, d'éviter de lui parler si elle est dans une autre pièce. Par ailleurs, il est préférable de limiter toutes les sources possibles de distraction et de parasitage sonore comme la radio ou la télévision si on est en train de s'adresser à une personne qui présente une perte auditive.

Question 4

« J'ai remarqué que ma mère faisait de plus en plus semblant de comprendre quand je lui parle, alors que je vois bien que ce n'est pas le cas. »

Il faut savoir que **la personne peut contourner plus ou moins consciemment ses difficultés de compréhension lors d'une conversation, quitte à mettre en place des stratégies de communication qui ne sont pas appropriées** : par exemple, hocher systématiquement la tête quand on lui parle ou changer subitement de sujet de conversation, pour mieux maîtriser ce qui est dit.

Question 5

« Je ne comprends pas : je fais des efforts pour parler très fort à ma grand-mère et j'ai toujours l'impression qu'elle ne m'entend pas ! »

S'il est important de **modifier ses habitudes de communication**, il l'est tout autant de **rester dans une relation la plus naturelle et authentique possible**. Contrairement à ce que l'on pourrait penser, le fait de parler très fort, de ralentir excessivement son débit ou bien d'articuler exagérément risque de rendre la compréhension d'une conversation plus difficile encore ! Il est pareillement inutile d'exagérer ses mimiques faciales.

Question 6

« Je fais exprès de me mettre juste à côté de mon époux, et pourtant, ça n'a pas l'air de l'aider à mieux m'entendre, je ne comprends pas. »

Il faut éviter de parler à une personne présentant une perte auditive en se plaçant de côté par rapport à elle ou en lui tournant le dos, tout comme il vaut mieux éviter de lui parler à l'oreille (ce qui l'empêchera de lire sur les lèvres). De même, on se gardera de s'adresser à elle en mangeant en même temps.

Si la personne présente une surdité asymétrique, il vaut mieux se rapprocher de la meilleure (la moins atteinte des deux), pour lui faire passer un message et lui éviter de « forcer » sur l'oreille déficiente (la plus grande atteinte).

Question 7

« Depuis quelque temps, j'ai l'impression que mon père m'entend de moins en moins alors qu'il porte son appareil auditif. »

Si une personne sourde et appareillée se met à faire répéter, c'est peut-être le signe de la nécessité de réaliser de nouveaux réglages de l'appareil auditif chez l'audioprothésiste ou bien de contrôler l'évolution éventuelle de la surdité.

Question 8

« Mon mari a de moins en moins envie de sortir depuis qu'il entend moins bien. J'ai peur qu'il s'isole. »

Cette crainte est légitime. Cependant, il faut essayer de **maintenir des activités de loisir** en privilégiant celles qui sont plus adaptées à la gêne auditive, tout en respectant bien sûr les goûts et les envies de la personne. Vous pouvez par exemple :

- Choisir des films à la télévision et au cinéma qui soient sous-titrés.
- Participer à des activités avec un nombre de participants restreint et privilégier des lieux avec peu de résonance, où le phénomène de réverbération sera limité (phénomène de persistance du son dans un lieu après l'interruption de la source sonore).
- Maintenir les sorties avec l'entourage proche, en écoutant les besoins et envies de la personne présentant une perte ou une gêne auditive : ces sorties seraient par exemple plus simples en nombre restreint, dans des lieux que la personne connaît déjà et d'une durée raisonnable.

Question 9

« Ma mère évite de sortir le soir, car elle trouve qu'elle est trop fatiguée depuis qu'elle a perdu de l'audition. »

Pour pallier la fatigue occasionnée par la déficience auditive, mais aussi les efforts de compensation de la personne, il est préférable d'instaurer des moments de repos auditif dans la journée, c'est-à-dire des plages horaires pendant lesquelles le bruit est volontairement limité, si cela est possible.

Question 10

« Mon oncle me fait peur quand il traverse la rue, car il n'entend pas toujours les voitures arriver. »

Il est important qu'une personne de l'entourage de votre oncle ou vous-même redoubliez de vigilance quand il se déplace, car il n'a pas forcément conscience de se mettre en danger. La localisation des sons peut être moins efficace quand son audition baisse.

Question 11

« Comment protéger son audition ? »

Notre audition est un capital précieux et fragile, qui s'amenuise au fil du temps et des expositions au bruit. Adopter de bons réflexes va permettre de préserver sa santé auditive, en voici quelques-uns :

- S'éloigner des enceintes dans un concert ou une fête foraine.
- Faire des pauses dans un endroit calme, un quart d'heure toutes les heures.
- Doser ses expositions au bruit : après chaque exposition, ménager un temps de récupération.
- Être attentif aux symptômes (bourdonnement, sifflement, douleur...).
- Utiliser des bouchons d'oreilles. En effet, à partir de 80 décibels au-delà de 8 heures d'exposition prolongée, l'audition est en danger. Dans les environnements professionnels bruyants, les concerts de musique, les clubs, le port de bouchons d'oreille est fortement conseillé. Ils apportent une protection efficace tout en permettant une perception claire et confortable. Il existe différents types de bouchons d'oreille, les bouchons en mousse (atténuation de moins 32 dB), les bouchons en silicone (atténuation moins 19 dB) et enfin les bouchons sur mesure (atténuation au choix) qui assurent un confort et une très bonne protection. On peut se les procurer auprès de son audioprothésiste.
- Dans certaines situations, porter des casques antibruit (atténuation moins 27 dB).

LE SAVIEZ-VOUS ?

Pour connaître l'effet de vos protections, regardez l'indice SNR (Signal to Noise Ratio). Celui-ci indique l'atténuation du bruit en décibels : si le bruit ambiant est de 100 dB et que vous portez des protections avec un indice SNR de 30 dB, vous percevez donc un niveau sonore de 70 dB.

Question 12

« À quoi sert le numéro 114 ? »

Le 114 est le numéro d'urgence unique, national et gratuit, accessible via l'application, le site internet ou par sms. Des agents, sourds ou entendants, gèrent votre situation en lien direct avec le service d'urgence (SAMU, sapeurs-pompiers, police, gendarmerie) le plus proche.

Conclusion

La presbyacousie ou surdité liée à l'avancée en âge est une question de santé publique majeure, d'autant plus que le vieillissement de la population française s'accélère : les acteurs publics doivent se saisir de tous les défis sociaux et économiques que cela représente. Selon les projections de population de l'Insee, « la quasi-totalité de la hausse de la population d'ici 2070 concernerait les personnes âgées de 65 ans ou plus »[26], ce qui nécessite d'anticiper les besoins en termes de santé, parmi lesquels figurent l'évaluation et l'accompagnement de la baisse de l'audition.

Perdre l'audition, c'est rencontrer de fortes difficultés pour communiquer au point de parfois s'isoler, mais aussi de perdre la fonction d'alerte que ce sens revêt et par conséquent, de se mettre en danger ou de mettre autrui en danger. Plus tôt, une éventuelle perte auditive est décelée, plus tôt un accompagnement pourra être mis en place : les effets de cette baisse d'audition seront alors limités autant que possible, voire compensés par certaines aides techniques ou non techniques.

Au-delà de la baisse d'audition et des conséquences occasionnées, des signes de gêne auditive peuvent également réduire de façon très importante la qualité de vie de la personne. Les liens entre la baisse auditive et la dépression et, plus récemment encore, entre la baisse auditive et l'apparition de troubles cognitifs, font l'objet d'une attention grandissante dans la sphère scientifique, ce qui incite à améliorer encore l'information, le dépistage et le diagnostic et bien sûr l'accompagnement des personnes présentant ces difficultés.

Professionnels de santé, acteurs du système de santé et décideurs publics ont tout intérêt à poursuivre et amplifier leur travail commun dans ce sens. Reste toutefois la question de la représentation de la surdité, encore trop souvent associée au très grand âge, alors même qu'il semble admis qu'il est nécessaire de contrôler sa vue dès que l'on ressent le besoin. Œuvrons tous ensemble pour que les choses continuent à évoluer favorablement !

26. https://www.insee.fr/fr/statistiques/3303333?sommaire=3353488

Bibliographie – Sitographie

• BIBLIOGRAPHIE :

Stéphanie Borel et Jacqueline Leybaert, *Surdités de l'enfant et de l'adulte* – Éditions De Boeck Supérieur, 2020.

Catherine Rebière et Marie-Agnès Cathiard, *Lecture labiale pour l'adulte devenu sourd* : manuel d'apprentissage – Éditions De Boeck Supérieur, 2020.

Dr Jean-Marc Darves, *Qu'est-ce qu'on attend pour bien entendre ?* Éditions Marabout, 2011.

• SITOGRAPHIE :

Site de l'Association pour la gestion des fonds pour l'insertion professionnelle des personnes handicapées (AGEFIPH) :
www.agefiph.fr/aides-handicap/aide-protheses-auditives

Site de l'Association nationale pour la Langue française Parlée Complétée :
https://alpc.asso.fr/langue-francaise-parlee-completee-lfpc-code-lpc/

Site officiel Ameli (site de l'Assurance Maladie en ligne) :
www.ameli.fr/hainaut/assure/remboursements/rembourse/remboursement-seance-psychologue-mon-soutien-psy

Site officiel Ameli (site de l'Assurance Maladie en ligne) :
www.ameli.fr/assure/sante/themes/perte-acuite-auditive/presbyacousie

Site du Bureau International d'Audiophonologie :
www.biap.org/en/component/content/article/65-recommendations/ct-2-classification/5-biap-recommendation-021-bis

Site du Conseil Supérieur de l'Audiovisuel (CSA) :
www.csa.fr/Mes-services/Foire-aux-questions/Proteger/L-accessibilite-des-programmes-aux-personnes-souffrant-de-deficience-auditive-ou-visuelle/Pourquoi-tous-les-programmes-ne-sont-ils-pas-sous-titres-a-la-television

Site de l'animation de la recherche, des études et des statistiques (Ministère du Travail) :
www.dares.travail-emploi.gouv.fr/sites/default/files/bd5db852ae719a89f36f7a92a17fa7e8/Synth%C3%A8se%20Stat%27%20n%C2%B037%20-%20Chiffres%20cl%C3%A9s_%20CT_sant%C3%A9.pdf

Site de la Fédération Nationale des Orthophonistes (FNO) :
https://fno.fr/qu-est-ce-orthophonie/

Site du Fonds pour l'insertion des personnes handicapées dans la fonction publique (FIFPH) :
www.fiphfp.fr/employeurs/nos-aides-financieres/catalogue-des-interventions/protheses-auditives

Site de la Fondation Pour l'Audition :
www.fondationpourlaudition.org/la-presbyacousie-536

Site de la Fondation Pour l'Audition :
www.fondationpourlaudition.org/le-traumatisme-sonore-635

Site de la Fondation Pour l'Audition :
www.fondationpourlaudition.org/proteger-et-tester/tester-son-audition-avec-hora-498

Site de la Haute Autorité de Santé (HAS) :
www.has-sante.fr/upload/docs/application/pdf/guide_programme_depistage_rap.pdf

Site de l'Hôpital Paris Saint-Joseph :
www.hpsj.fr/specialites/oto-rhino-laryngologie-orl/les-principales-pathologies/anatomie-de-loreille/

Site de l'Institut national de recherche et de sécurité :
www.inrs.fr/risques/bruit/ce-qu-il-faut-retenir.html#:~:text=Le%20bruit%20constitue%20une%20nuisance,la%20qualit%C3%A9%20de%20son%20travail.

Site de l'Institut national de la statistique et des études économiques :
www.insee.fr/fr/statistiques/3303333?sommaire=3353488

Site de l'Institut national de la santé et de la recherche médicale :
www.inserm.fr/dossier/troubles-audition-surdites/

Site de la Journée nationale de l'Audition :
www.journee-audition.org/l-audition/vivre-avec-des-acouphenes.html

Site « Mon parcours handicap » (site d'information officiel pour les personnes en situation de handicap et leurs aidants) :
www.monparcourshandicap.gouv.fr/aides/les-3-forfaits-de-la-pch-surdite-cecite-et-surdicecite

Site « pour les personnes âgées » (site officiel d'information pour les personnes âgées et leurs aidants) :
www.pour-les-personnes-agees.gouv.fr/preserver-son-autonomie/preserver-son-autonomie-et-sa-sante/surdite-liee-a-l-age-quels-signes-quelles-solutions

Site du Ministère du Travail, de la Santé, des Solidarités et des Familles :
https://sante.gouv.fr/prevention-en-sante/preserver-sa-sante/article/reperage-et-prise-en-charge-de-la-presbyacousie

Site du Service Public (site officiel de l'administration française) :
https://www.service-public.fr/particuliers/vosdroits/F34049

Site de la Société Française d'ORL et de chirurgie de la face et du cou :
www.sforl.org/wp-content/uploads/2022/03/Reco-Parcours-de-soins-du-patient-presbyacousique_2022.pdf

Site de Surdi Info (Centre national d'information sur la surdité) :
www.surdi.info/bibliographie/des-chiffres-autour-de-la-surdite/

Site de la Fondation Pour l'Audition :
www.surdi.info/fr/les-associations-nationales-de-personnes-sourdes-ou-malentendantes/

Site de la société VIVASON :
www.vivason.fr/votre-audition/oreille

Site de 1001 auditions (service d'orientation vers un audioprothésiste) :
https://www.1001audios.fr/appareil-auditif/quels-sont-les-differents-types-dappareils-auditifs-

et chez le même éditeur…

Vieillir chez soi

De la même auteure

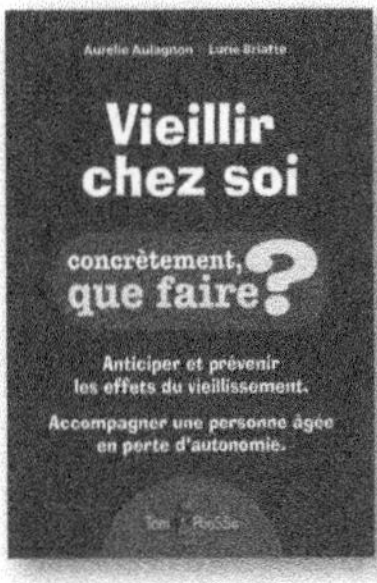

Vieillir à domicile est l'option majoritairement plébiscitée par les personnes âgées. Cela suppose une réflexion sur l'ensemble des pans de la vie de la personne : logement, aides financières et services pour faciliter la vie quotidienne (portage de repas, aide pour le ménage…), lutte contre l'isolement, accès aux soins, poursuite d'activités stimulantes pour le langage, la mémoire. Ce livre s'adresse à toute personne se sentant concernée par le vieillissement.

***Aurélie AULAGNON** est orthophoniste, consultante en gérontologie, formatrice et conférencière. Elle accompagne tous les acteurs du milieu gérontologique, des soignants aux décideurs, en passant par les managers d'EHPAD et de services d'aide à domicile.*

***Lucie BRIATTE** est orthophoniste, formatrice et chargée d'enseignement. Elle exerce en libéral et a toujours nourri un intérêt particulier pour la neurologie.*

ISBN : 978-2-35345-268-2

Prix : 14 €

Troubles alimentaires pédiatriques

De la même auteure

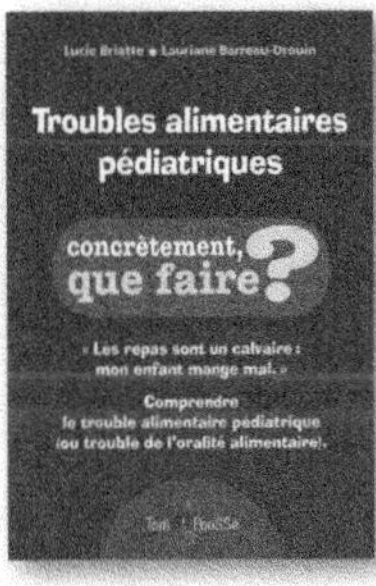

« Mon enfant mange mal », « les repas sont un calvaire », « il ne supporte pas de manger des morceaux »… Qui consulter quand les repas sont difficiles ? Que faire à la maison, à la crèche, à l'école, afin que les repas se passent mieux ? Découvrir l'oralité alimentaire dans toute sa richesse et comprendre le trouble alimentaire pédiatrique. Pouvoir expliquer à l'entourage, qui s'inquiète et qui s'interroge. Enfin et surtout, agir pour que la pression autour des repas baisse le plus vite possible. Cet ouvrage s'adresse en priorité aux parents de bébés, d'enfants ou d'adolescents ayant des difficultés à manger. Il sera aussi utile aux professionnels et étudiants intéressés par cette problématique.

***Lucie BRIATTE** et **Lauriane BARREAU-DROUIN** sont orthophonistes et chargées d'enseignement en orthophonie à l'ISTR de l'Université de Lyon 1.*

ISBN : 978-2-35345-233-0

Prix : 15 €

Entretenir le lien avec nos aînés en perte d'autonomie

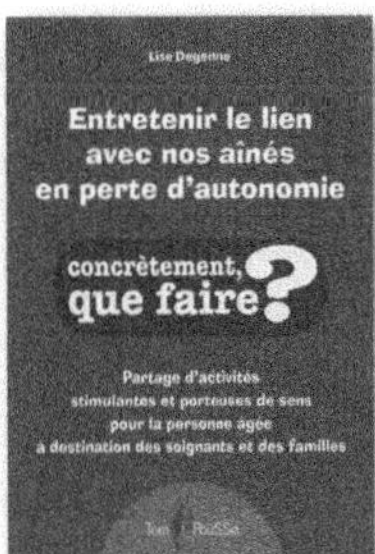

Ce livre s'adresse à toute personne souhaitant élargir sa vision de la gériatrie, à ceux qui se sentent démunis face à nos aînés, ne sachant pas (ou ne sachant plus) comment entretenir le lien avec eux. Que vous soyez aidant familial, proche ou professionnel de la santé, si votre but est de garder un lien avec un aîné dans une relation enrichissante pour vous deux, alors ce livre pourra vous guider. Vous y trouverez des activités à choisir en fonction des envies et des besoins, réparties en fonction du niveau cognitif.

***Lise DEGENNE** est psychomotricienne diplômée d'État. Elle a exercé au sein de différents établissements accueillant du public en perte d'autonomie : service de soins de suite et de réadaptation gériatrique, établissements d'hébergement pour personnes âgées dépendantes, centre Alzheimer notamment.*

ISBN : 978-2-35345-262-0

Prix : 17 €

100 idées pour accompagner une personne malade d'Alzheimer

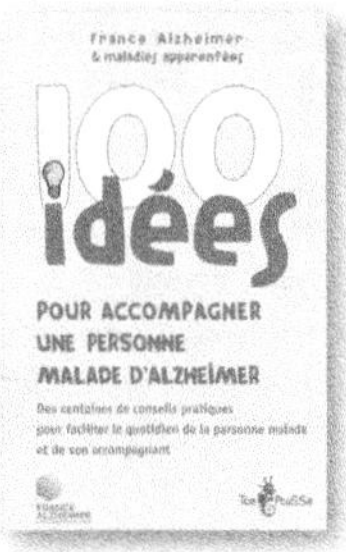

Des centaines de conseils pratiques pour faciliter le quotidien de la personne malade et de son accompagnant. Ce guide a donc vocation à apporter des réponses pratiques à toutes les questions que vous vous posez. Il vous permettra d'apporter l'aide quotidienne la plus adaptée. Des suggestions et des conseils vous permettront par ailleurs de continuer à communiquer avec la personne, quel que soit le stade de la maladie.

Les auteurs *: des membres de l'association* ***France Alzheimer et maladies apparentées****, une journaliste, une neurologue, deux psychologues et une psychomotricienne.*

ISBN : 978-2-35345-144-9 Prix : 14,50 €

100 idées pour comprendre le sommeil

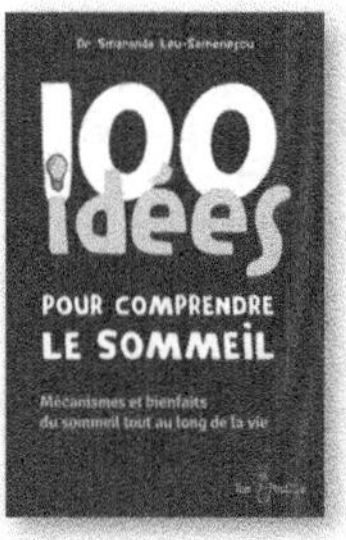

Nul n'ignore que le sommeil a une importance capitale dans notre vie et que nous en passons presque un tiers à dormir. Mais si on se sent respirer et on se voit bouger, on ne se voit pas dormir. Ce livre vous invite donc à mieux le connaître, à en comprendre ses phases, ses bénéfices, mais aussi ses troubles qui peuvent aller jusqu'à hypothéquer notre bien-être, voire nuire gravement à notre santé. Il viendra aussi en aide à ceux qui souffrent d'un déficit de sommeil souvent sans savoir pourquoi.

Smaranda LEU-SEMENESCU *est neurologue et somnologue dans le Service des Pathologies du sommeil au CHU Pitié-Salpêtrière et au Centre de référence des maladies rares du sommeil. Son expertise porte sur les hypersomnies, maladies rares du sommeil, ainsi que sur les mouvements anormaux durant le sommeil.*

ISBN : 978-2-35345-298-9 Prix : 16 €

100 idées pour se sentir bien dans son corps et dans sa tête

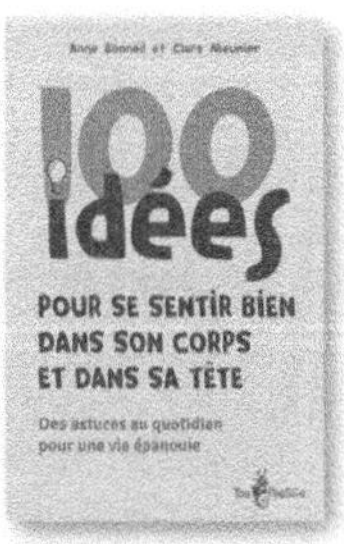

Dans le monde actuel et plus particulièrement post-COVID, il est devenu urgent de prendre du temps pour soi. Ralentir le rythme effréné de nos existences et rétablir un équilibre physique et mental devient nécessaire pour mener une vie épanouie. Le bonheur se sème chaque jour, nécessite de savoir prendre un peu de recul pour germer et un peu de patience pour éclore. Vous trouverez dans cet ouvrage 100 idées à tester, à adopter, à réinventer pour faire tomber vos barrières et surmonter avec sérénité les moments difficiles.

Anne BONNEIL *et* ***Clara MEUNIER*** *sont psychomotriciennes et exercent auprès de publics d'âges et de pathologies variés. Elles souhaitent aujourd'hui mettre leurs connaissances au profit du bien-être et du développement personnel afin d'aider chacun à s'épanouir au quotidien.*

ISBN : 978-2-35345-273-6 Prix : 16 €

100 idées+ pour apprendre à (mieux) respirer

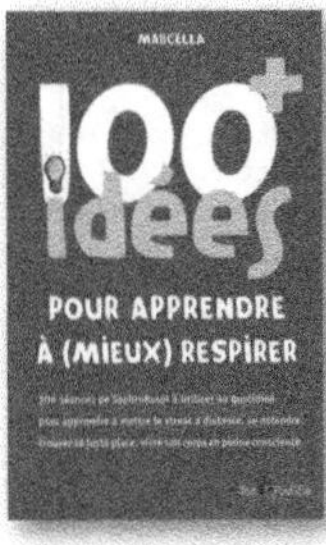

106 séances pour apprendre à mettre le stress à distance et créer un espace de retour au calme, trouver sa juste place et enfin, ressentir son corps de manière plus consciente. Ce livre est une série de courts exercices de sophrologie associés à des exercices de respiration. Bien que les séances proposées puisent leur source dans la méthode sophrologique, leur construction est influencée par la cohérence cardiaque et la méditation de pleine conscience, auxquelles l'auteure a ajouté sa joie créative + un zeste de poésie.

***MARCELLA** est sophrologue praticienne. Elle consulte en cabinet et intervient en milieu scolaire, dans les établissements accueillant des personnes âgées, en maternité, en entreprise. Elle est également auteure de livres de sophrologie.*

ISBN : 978-2-35345-235-4 Prix : 15,50 €

100 idées pour pratiquer la bibliothérapie

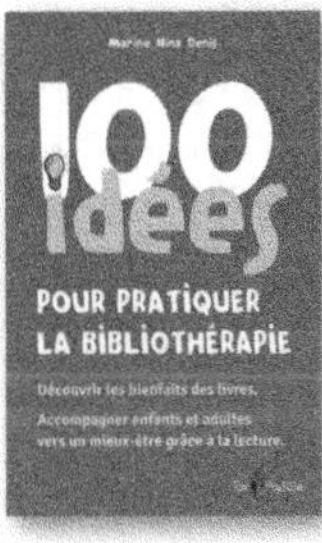

Concentration, diminution du stress, amélioration de l'humeur, développement de l'empathie, de nombreuses études démontrent les bienfaits de la lecture pour les petits et grands. Mais pourquoi lire fait-il autant de bien et comment la lecture peut-elle devenir un outil de développement personnel et d'accompagnement vers un mieux-être ? Ce livre destiné à tous les passeurs de livres propose d'utiliser la lecture comme outil de médiation bibliothérapeutique de la naissance jusqu'à la fin de vie.

***Marine Nina DENIS** est bibliothérapeute, formatrice en bibliothérapie et doula de fin de vie. En parallèle, elle travaille depuis plus de 10 ans dans l'édition de livres jeunesse et d'ouvrages spécialisés dans les troubles des apprentissages.*

ISBN : 978-2-35345-269-9 Prix : 16 €

100 idées pour connaître et comprendre le dessin enfantin

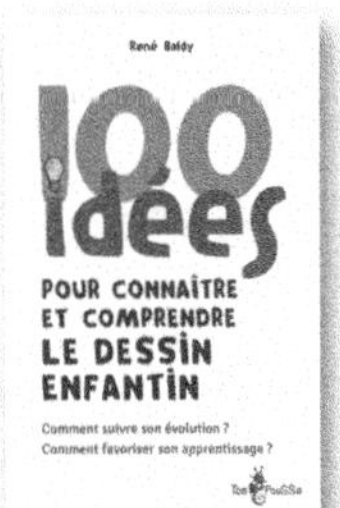

Dès sa naissance, le petit humain doit tout apprendre. Marcher, manger avec une cuillère, parler… tenir le crayon pour gribouiller, dessiner, écrire. Tiraillé entre deux acquisitions capitales : la parole puis l'écriture, le dessin a parfois du mal à trouver sa place. Pourtant l'enfant qui dessine fait quelque chose d'essentiel. Il plonge en lui-même, partage ses dessins avec les autres, imite les modèles graphiques autour de lui et acquiert la culture dans laquelle il est éduqué. L'ambition de ce livre est de saisir toute la richesse du dessin enfantin et de proposer une autre façon de le regarder en ce début du XXIe siècle.

***René BALDY** est professeur honoraire de psychologie du développement de l'enfant. Il étudie le développement psychologique de l'enfant à partir de l'évolution de ses dessins. Conseiller scientifique auprès de l'IMAJ (Institut Mondial de l'Art pour la Jeunesse) et parrain de La Venture-Le Muz, le musée des œuvres des enfants créé par Claude Ponti.*

ISBN : 978-2-35345-296-5 Prix : 18 €

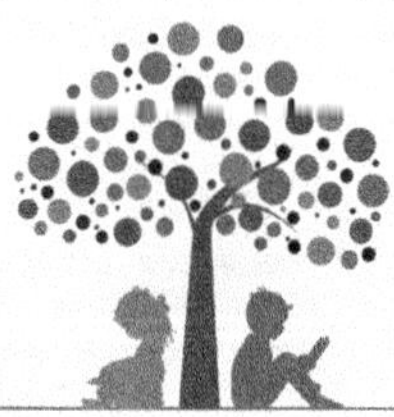

N° 175 - Décembre 2021 - Volume 33 - Tome VI
PAGES 613 À 744

Direction éditoriale : Alain Royer
Suivi éditorial : Angélique Groslier
Mise en page : Élise Marie
ISBN : 978-2-35345-323-8
Dépôt légal : mars 2025
Imprimé en France par le Groupe Cogetefi